栄養食事療法シリーズ ⑧

成人期の疾患と栄養食事療法

メタボリックシンドローム
動脈硬化症
高尿酸血症, 痛風

建帛社
KENPAKUSHA

編者

渡邉 早苗 (わたなべ さなえ)	女子栄養大学教授
寺本 房子 (てらもと ふさこ)	川崎医療福祉大学教授
田中 明 (たなか あきら)	女子栄養大学教授
工藤 秀機 (くどう ひでき)	文京学院大学教授
柳沢 幸江 (やなぎさわ ゆきえ)	和洋女子大学教授
松田 康子 (まつだ やすこ)	女子栄養大学准教授
高橋 啓子 (たかはし けいこ)	四国大学教授

刊行にあたって

　科学の進歩・発展がもたらす影響は，人々の生活をより便利に，より効率良い方向へと向かわせ，平均寿命は延び続けている。"健康で長生き"は誰しもの願いであり，生活と健康の質に多くの人たちが関心を持っている。

　現在，生活習慣病の予防が国民的課題となり，メタボリックシンドロームの予防を目的とした特定健康診査及び特定保健指導（平成 20 年 4 月）が始まった。

　21 世紀は高齢社会と少子化時代を迎えて，要介護高齢者や生活習慣病者の増加をはじめ，医療制度の改革や食環境の変化の中で，健康の維持・増進には個人個人が確かな知識とスキルを身に付けていなければならない。食事に関するマネジメントやケアは高齢者や傷病者にとっては QOL の向上のための支援であり，そのためには健康と病気の関わり，食べ物や調理についての正しい認識を持ち，これらを食生活に展開する能力（実践力）が必要である。

　近年では，メディアを通じてさまざまな情報が流れ，例えば特定の食品やサプリメント，ダイエット法などの効果が誇大に取り上げられている。地球環境の温暖化の問題やスローライフなどの生活スタイルへの回帰を考えると，従来の食材料をバランスよく組み合わせ，さらにそれらを調理し，食事に整えるテクニックを誰もが持つことが望まれる。

　日本人の 40 歳～50 歳代の三大死因は悪性新生物（がん），心疾患，脳血管疾患である。中高年は肥満，糖尿病，脂質異常症，高尿酸血症など，何らかの疾病を抱えて生活しており，これらの疾病は食生活との関わりが大きい。

　本シリーズは，身近な疾病とライフステージで見られる特徴的な疾病を取り上げ，その概要と栄養食事療法についての考え方，さらに食事計画が自分でできるようになるために必要な学習内容を盛り込み，個々人に適した食事計画ができ，さらに，料理のバリエーションごとに，栄養量や調理法のポイントが学べる実用書である。

　家庭において利用できるばかりでなく，管理栄養士・栄養士養成施設に学ぶ学生の教科書，参考書としても大いに役立つものと思っている。本シリーズがより多くの人々に使用されることを願いつつ，今後も諸氏のご批判を頂きながらより使いやすい書にしたいと願っている。

平成 21 年 1 月

編者一同

「栄養食事療法シリーズ」の構成と特徴

　本シリーズは，栄養食事療法を実践する方々，栄養食事療法について学んでいる学生，現在臨床の場で実践中の管理栄養士・栄養士の方々に，さまざまな身体状況（病態）を考慮し，ライフスタイルや嗜好にあわせた治療食の食事計画ができるスキルが身に付くことを目的として編集しました。

本シリーズの構成

　栄養食事療法は1品，1食で成り立つものではなく，また，1日限り実践すればよいというものではありません。日々の積み重ねと長期に継続していくものです。そこで，本シリーズでは，栄養食事療法を継続するうえで必要となる病気の知識，栄養食事療法の知識および実践応用に必要なモデル献立の3つの章に分け，それぞれの疾患ごとにまとめてあります。

　病気の解説は医師によりわかりやすく書かれています。栄養食事療法の解説と食事計画：献立例は臨床に携わっている管理栄養士によってすぐに実践・応用できるよう記載されています。献立はすべてカラー写真で示し，料理名，材料と分量，作り方，栄養素量が示されています。さらに栄養食事療法や献立作成に役立つワンポイントメモを随所に掲載しました。

本シリーズ各疾患ごとの構成

病気の解説	疾患の概要，検査と診断，治療
栄養食事療法の解説	栄養食事療法の考え方，栄養基準，栄養食事療法の進め方，食事計画（献立）の立て方，栄養教育
食事計画：献立例	1日のモデル献立（1～7日） 組み合わせて使用する料理例（単品メニュー） 主食，汁，主菜（魚，肉，大豆，卵・乳類），副菜（緑黄色野菜，淡色野菜，海藻・きのこ，いも類），デザート・間食

モデル献立と単品メニューの活用

　本シリーズの最大の特徴は，1日のモデル献立の主菜や副菜がそのほかの料理と自由に交換ができるように考えて，主食，汁，主菜，副菜，デザート・間食に分けた単品メニューを掲載してあることです。1日のモデル献立写真の見開きページに，その献立のポイントとともに組合せ献立例を*variation*としてあげました。嗜好，家族構成(環境)，地域性などのライフスタイルに合わせて変更・調整してください。さらに，それら組合せ料理例のレシピと料理写真のページには，栄養食事療法実践に必要な調理のポイントやさまざまな食品の特徴などについてのワンポイントアドバイスを1品ずつに掲載しています。これらをヒントに，入れ替えや組み合わせによりメニューの幅がぐっと広がることを期待しています。　　（*variation*については，本シリーズに掲載していない料理などもあります。）

　なお，索引ページに各巻のすべての献立名を掲載しました。献立名での検索に役立ててください。

栄養バランスの確認

1日のモデル献立では，糖尿病，腎臓病については栄養食事療法で用いられている食品交換表での単位数を掲載しました。そのほかの疾患では，栄養バランスが一目でわかるように「食事バランスガイド」で用いられているコマを掲載して，1日分の献立の栄養バランスを示しました。たんぱく質や脂質の制限がある疾患では，コマバランスが悪い日もあると思いますが，逆に，これはその疾患の栄養食事療法のポイントと考えてください。

全巻セット付録：
栄養計算 CD-ROM

献立の栄養量は，栄養計算ソフト「エクセル栄養君 ver4.5」（建帛社発行）を用いて計算し，10 冊の全献立を 1 枚の CD-ROM に収め，全巻セットに組み入れました。「エクセル栄養君 ver4.5」を事前に準備すれば，セット付録の CD-ROM を「エクセル栄養君」にアドインして，栄養量の再調整が可能となります。このテクニックを利用して，管理栄養士・栄養士養成施設に学ぶ方々は，各疾患の栄養食事療法についての考え方と疾患の理解，食事計画のスキルアップをするための学習教材として活用してください。また，ご家庭においては，季節の食品やその日の食材に自由に置き換え，栄養量の確認ができます。献立のバリエーションを増やす一助としてください。（詳しい使い方は，CD-ROM に添付してある資料を参照してください。）

＊CD-ROM は，全巻セット販売にのみ付いています。CD-ROM のみの別売はございません。

献立・料理の栄養計算，PFC 比，食事バランスガイドの算出方法について

1. 献立・料理の栄養計算は，五訂増補日本食品標準成分表（以下五訂増補食品成分表）に基づき，建帛社「エクセル栄養君 Ver4.5」で栄養計算をしている（小数点以下の四捨五入により「1日の栄養量」の合計値が朝・昼・夕・間食の合計値に一致しない場合がある）。この成分表に収載されていない食品は代替食品を使用するか，公表されている参考値をエクセル栄養君 Ver4.5 にユーザー登録して栄養計算を行った（ユーザー登録をして栄養計算をしている食品は，10 巻セット付録の CD-ROM 内のユーザー食品登録ファイル参照）。これらの成分値は，五訂増補食品成分表に収載されている栄養素のすべてが収載されていないので，栄養計算時には登録されていない栄養素は「0」として計算されている。
2. 献立例の PFC 比（エネルギー％）の計算は次の式によって計算している。
    P 比（エネルギー％）＝たんぱく質（g）×4（kcal）／総エネルギー（kcal）×100
    F 比（エネルギー％）＝脂質（g）×9（kcal）／総エネルギー（kcal）×100
    C 比（エネルギー％）＝100－（P エネルギー％＋F エネルギー％）
3. 食事バランスガイドの「つ（SV）」は次の値によって計算（少数第1位を四捨五入）している。
    主食＝ごはん，パン，めん類等の炭水化物 40 g を 1 つ（SV）　副菜＝野菜，きのこ，いも，海藻，種実の合計重量 70 g を 1 つ（SV），野菜ジュースは 140 g を 1 つ（SV）　主菜＝肉，魚，卵，大豆等のたんぱく質 6 g を 1 つ（SV）　牛乳・乳製品＝牛乳・乳製品のカルシウム 100 mg を 1 つ（SV）　果物＝果物の重量 100 g を 1 つ（SV），果汁 100％ジュースは 200 g を 1 つ（SV）

目次

「栄養食事療法シリーズ」の構成と特徴 …………………………5

メタボリックシンドローム　9

メタボリックシンドロームの医学 …………………………10

- Ⅰ.メタボリックシンドロームの概要 …………………………10
- Ⅱ.メタボリックシンドロームの検査と診断 …………………12
- Ⅲ.メタボリックシンドロームの治療 …………………………17

栄養食事療法　20

- Ⅰ.栄養食事療法の考え方 …………………………20
- Ⅱ.栄養基準（栄養補給） …………………………21
- Ⅲ.栄養食事療法の進め方 …………………………22
- Ⅳ.食事計画（献立）の立て方 …………………………23
- Ⅴ.栄養教育 …………………………25

食事計画｜献立例：5日分　28

組合せ料理例　48

動脈硬化症　61

動脈硬化症の医学 …………………………62

- Ⅰ.動脈硬化症の概要 …………………………62
- Ⅱ.動脈硬化症の検査と診断 …………………………66
- Ⅲ.動脈硬化症の治療 …………………………68

栄養食事療法 ……69

- Ⅰ.栄養食事療法の考え方 ……69
- Ⅱ.栄養基準 ……70
- Ⅲ.栄養食事療法の進め方 ……71
- Ⅳ.食事計画（献立）の立て方 ……71
- Ⅴ.栄養教育 ……73

食事計画｜献立例：5日分 ……74

組合せ料理例 ……94

高尿酸血症，痛風　105

高尿酸血症，痛風の医学 ……106

- Ⅰ.高尿酸血症，痛風の概要 ……106
- Ⅱ.高尿酸血症，痛風の検査と診断 ……108
- Ⅲ.高尿酸血症，痛風の治療 ……109

栄養食事療法 ……110

- Ⅰ.栄養食事療法の考え方 ……110
- Ⅱ.栄養基準（栄養補給） ……113
- Ⅲ.栄養食事療法の進め方 ……113
- Ⅳ.食事計画（献立）の立て方 ……114
- Ⅴ.栄養教育 ……114

食事計画｜献立例：3日分 ……116

組合せ料理例 ……128

巻末資料 ……138
料理さくいん ……140

メタボリックシンドローム

メタボリックシンドロームの医学 10
医師：田中　明（女子栄養大学）

栄養食事療法 20
管理栄養士：成川輝明（近畿大学）

食事計画｜献立例 28
管理栄養士：成川輝明（近畿大学）

組合せ料理例 48
管理栄養士：成川輝明（近畿大学）

メタボリックシンドロームの医学

Ⅰ．メタボリックシンドロームの概要

❶ どのようにメタボリックシンドロームに至ったか

高コレステロール血症，特に，高LDLコレステロール（LDL-C）血症が心筋梗塞，脳梗塞などの動脈硬化性疾患の危険因子となることは，多くの臨床試験で明らかにされています。しかし，心筋梗塞例でも血中LDL-Cが必ずしも高値でない場合も多いことに気付きます。また，その場合には，高LDL-C以外の動脈硬化危険因子が重複することが多いことがあります。

1988年，米国のReaven GMは，インスリン抵抗性（作用低下），高インスリン血症，耐糖能低下，高トリグリセリド（TG）血症，低HDLコレステロール（HDL-C）血症，及び高血圧の合併する高度の動脈硬化リスク状態を「シンドロームX」という病名で発表しました（表1）。これら重複する危険因子は，たまたまある症例に合併したのではなく，1つの基盤となる成因から互いに関連し合いながら出現し，最終的に動脈硬化性疾患を惹起する1つの疾患と捉えたことにシンドロームXの意義があります。Reavenは1つの基盤となる成因としてインスリン抵抗性を考えました。

その後，同じような病態を米国のKaplan NMら（1989）は「死の四重奏」[*1]，米国のDeFronzo RAら（1991）は「インスリン抵抗性症候群」[*2]と呼びました（表1）。

これらは，いずれも成因基盤の上位にインスリン抵抗性を置いていますが，これらに対して，松沢らは，内臓脂肪蓄積を成因基盤の上位に置いて，「内臓脂肪症候群」を提唱しました（表1）。

シンドロームX，死の四重奏，インスリン抵抗性症候群，内臓脂肪症候群

[*1] Kaplanらは，耐糖能低下，上半身肥満，高トリグリセリド（TG）血症，高血圧の合併は，動脈硬化性疾患発症により死に至る危険が高い病態として「死の四重奏」と呼んだ。

[*2] DeFronzoらは，インスリン抵抗性，高インスリン血症，耐糖能低下，高TG血症，低HDL-C血症，高血圧，上半身肥満の合併のうち，インスリン抵抗性がこれら危険因子発症の成因基盤であることを強調して「インスリン抵抗性症候群」と呼んだ。

表1 動脈硬化症危険因子の重積する症候群

シンドロームX	死の四重奏	インスリン抵抗性症候群	内臓脂肪症候群
Reaven	Kaplanら	DeFronzoら	松沢ら
インスリン抵抗性	耐糖能低下	インスリン抵抗性	内臓脂肪蓄積
高インスリン血症	上半身肥満	高インスリン血症	耐糖能低下
耐糖能低下	高トリグリセリド血症	耐糖能低下	高トリグリセリド血症
高トリグリセリド血症	高血圧	高トリグリセリド血症	低HDLコレステロール血症
低HDLコレステロール血症		低HDLコレステロール血症	高血圧
高血圧		高血圧	
		上半身肥満	

を構成する危険因子には，いずれも高コレステロール血症は含まれていません。すなわち，これらの病態は高コレステロール血症とは異なる動脈硬化リスクであり，コレステロールを超えるリスクという意味で，「beyond cholesterol」と呼ばれて，注目されました。

これらの病態は，1つの成因基盤から互いに関連し合いながら，動脈硬化危険因子が出現する1疾患と考えられますが，成因基盤がインスリン抵抗性なのか，内臓脂肪蓄積なのかが論争になりました。その結果，成因基盤を明確にしない名称，「マルチプルリスクファクター症候群」，「危険因子重積症候群」，「メタボリック症候群」，「メタボリックシンドローム」などが使用されるようになり，最終的に「メタボリックシンドローム」に名称が統一されました。

❷ メタボリックシンドロームの意義

メタボリックシンドロームの治療では，目標とする疾患は心血管疾患です。40歳以上の男性808例を8年間経過観察して，メタボリックシンドローム例と非メタボリックシンドローム例で心血管疾患発症の危険度を比較した北海道の端野・壮瞥町研究によると，メタボリックシンドローム例の危険度は非メタボリックシンドローム例の1.8倍でした。

メタボリックシンドロームは内臓脂肪蓄積を成因基盤として，脂質代謝異常，高血圧，高血糖などの動脈硬化危険因子が重積している状態です（図1）。メタボリックシンドロームの第1の意義は，これら各危険因子はたまたま合併したのではなく，過食や運動不足といった生活習慣の乱れから生じる内臓脂肪蓄積を成因基盤としてお互いに関連し合いながら惹起される1疾患であ

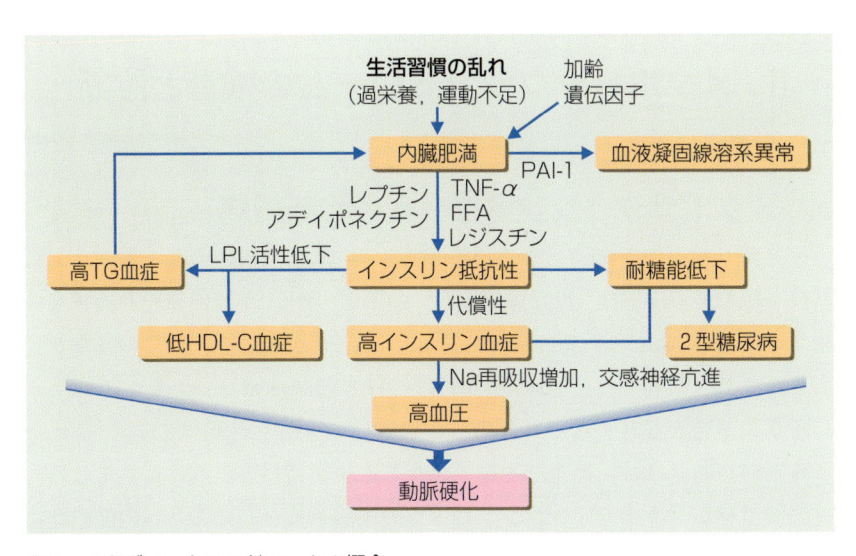

図1　メタボリックシンドロームの概念

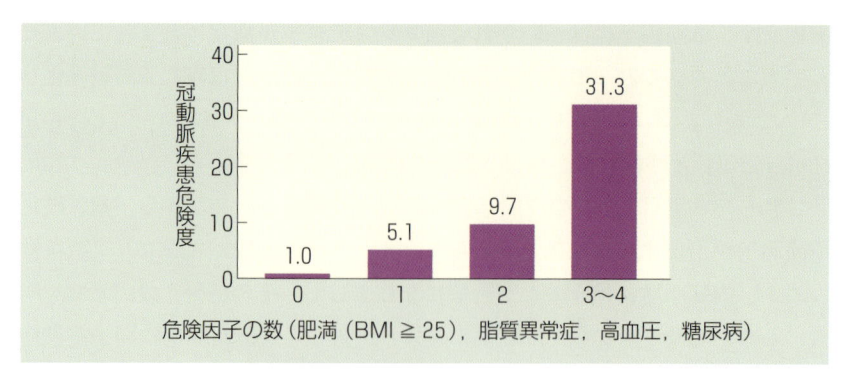

図2 危険因子の数と冠動脈疾患発症の危険度
（危険因子の数が0の場合の発症率を1.0とすると，重複の度合に応じ，発症率は急激に上昇することがわかる）
Nakamura T, et al：Jpn Circ J 65：11-17, 2001より

ることです。すなわち，同一の成因基盤を持つ1疾患であるメタボリックシンドロームは，栄養食事療法や運動療法による生活習慣の是正で内臓脂肪蓄積を軽減することにより各危険因子の同時治療が可能になります。

メタボリックシンドロームの第2の意義は，個々の危険因子はたとえ軽症でも，それが重積することにより大きな動脈硬化リスクとなることです。厚生労働省による全国12万人の労働者の10年間の検診データを基に冠動脈疾患の危険度を検討すると，肥満，脂質異常症，高血圧，糖尿病の危険因子を3つ以上持つ例は，危険因子を持たない例に比べて危険度が30倍以上になることが報告されています（図2）。したがって，合併する危険因子が軽症でも軽視することなく，確実に，また，個々の危険因子のみに集中することなく，同時に治療することが重要です。

Ⅱ. メタボリックシンドロームの検査と診断

❶ メタボリックシンドロームの診断基準

メタボリックシンドロームの診断基準としては，1999年にインスリン抵抗性を重視するWHO（世界保健機関）の基準，2001年に内臓脂肪蓄積を重視する米国のNational Cholesterol Education Program（NCEP）の基準が発表されました。そして，2005年4月に，日本のメタボリックシンドローム診断基準が発表されました（表2）。

日本の診断基準は，過食，運動不足などの生活習慣の乱れにより生じる内臓脂肪蓄積をメタボリックシンドロームの成因基盤としており，内臓脂肪蓄積は必須項目とされました。内臓脂肪蓄積はしばしばインスリン抵抗性を伴

表2　メタボリックシンドローム診断基準（2005年4月）

内臓脂肪（腹腔内脂肪）蓄積	
ウエスト周囲径	男性≧85 cm 女性≧90 cm
（内臓脂肪面積　男女とも≧100 cm²に相当）	
上記に加え以下のうち2項目以上	
・高トリグリセリド血症 　　かつ／または	≧150 mg/dl
・低HDLコレステロール血症	＜40 mg/dl
・収縮期血圧 　　かつ／または	≧130 mmHg
・拡張期血圧	≧85 mmHg
・空腹時高血糖	≧110 mg/dl

＊CTスキャンなどで内臓脂肪量測定を行うことが望ましい。
＊ウエスト周囲径は立位，軽呼気時，臍レベルで測定する。脂肪面積が著明で臍が下方に偏位している場合は肋骨下縁と前上腸骨棘の中点で測定する。
＊メタボリックシンドロームと診断された場合，糖負荷試験が勧められるが診断には必須ではない。
＊高トリグリセリド血症，低HDLコレステロール血症，高血圧，糖尿病に対する薬剤治療を受けている場合は，それぞれの項目に含める。
＊糖尿病，高コレステロール血症の存在はメタボリックシンドロームの診断から除外されない。

い，両者は併存することが多いのですが，メタボリックシンドロームでは，内臓脂肪蓄積からインスリン抵抗性を生じると結論されました。内臓脂肪蓄積以外の項目としては，脂質代謝異常，高血圧，耐糖能低下が選択され，このうち2項目以上で診断されます。日本の診断基準によるメタボリックシンドロームの頻度は，端野・壮瞥町研究では男性26.4％，女性8.8％，九州の久山町研究では男性21.1％，女性8.2％でした。

❷ メタボリックシンドロームの危険因子

1．内臓脂肪（腹腔内脂肪）蓄積

　内臓脂肪蓄積はウエスト周囲径が男性85 cm，女性90 cm以上で診断されます。ウエスト周囲径は立位，軽呼気時に臍レベルで測定します（表2参照）。
　臍レベル腹部CTスキャンによる内臓脂肪面積と危険因子保有数の関係を見ると，内臓脂肪面積が100 cm²以下に比較して100 cm²以上で危険因子保有数が急に増加することから100 cm²が内臓脂肪蓄積のカットオフ値とされました（図3）。ウエスト周囲径，男性85 cm，女性90 cmは臍レベル腹部CTスキャンによる腹腔内脂肪面積100 cm²に対応します。男性よりも女性の基準が大きいのは，女性は同じウエスト周囲径でも腹部皮下脂肪の蓄積していることが多いためと思われます。

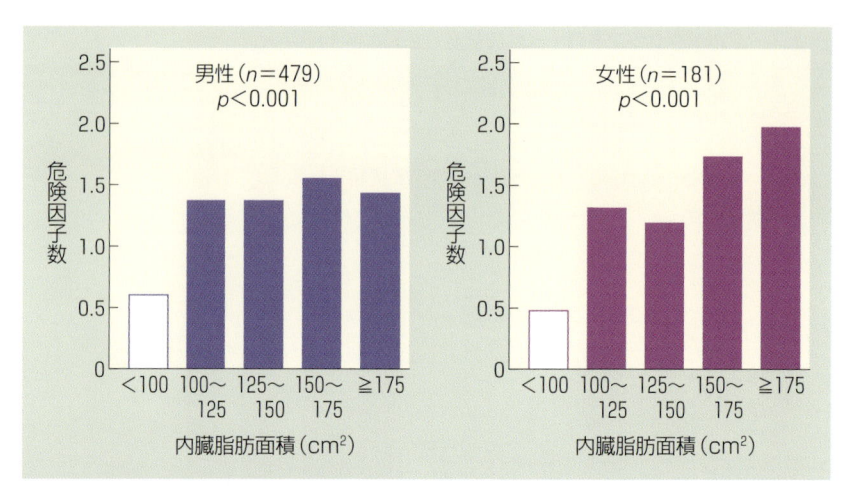

図3　内臓脂肪面積と危険因子保有数
危険因子：高トリグリセリド血症，低HDLコレステロール血症，高血圧，高血糖，日本内科学会雑誌94：188-203，2005より改変

2．アデイポサイトカイン

　脂肪細胞は単にエネルギーを貯蔵するだけではなく，アデイポサイトカインと呼ばれる多彩な生理活性物質を分泌する臓器であることが明らかにされました．内臓脂肪は特に分泌活性が高く，過栄養によるアデイポサイトカインの分泌異常がメタボリックシンドロームの各危険因子（脂質代謝異常，高血圧，高血糖）を生じる原因となるとともに（図1），直接，動脈硬化性疾患の危険因子となっています．主なアデイポサイトカインにはアデイポネクチン，tumor necrosis factor（TNF）-α，plasminogen activator inhibitor（PAI）-1，レプチン，レジスチン，遊離脂肪酸などがあります（第1巻肥満症，図2，p.87参照）．

1 tumor necrosis factor（TNF）-α

　TNF-αは内臓脂肪蓄積により分泌が増加し，インスリン抵抗性を増悪します．インスリン抵抗性（作用低下）は耐糖能低下を生じます．また，TG異化に働くリポたんぱくリパーゼ活性低下を介して高TG血症及び低HDL-C血症を生じます（図1）．TGに富むリポたんぱくがリポたんぱくリパーゼにより異化される際，HDLが生成されますが，リポたんぱくリパーゼ活性低下によりHDL生成が低下します．また，インスリン抵抗性による高インスリン血症は交感神経を亢進し，腎臓でのナトリウム再吸収を促進して高ナトリウム血症となり，高血圧を生じます（図1）．

2 遊離脂肪酸

　内臓脂肪から分泌された遊離脂肪酸は門脈を介して肝臓に至り，肝臓でのTG合成を促進し，高TG血症を生じます．また，遊離脂肪酸は筋肉や肝臓の脂肪蓄積を増加し，インスリン抵抗性を増悪します．インスリン抵抗性は，

TNF-αと同様に，耐糖能低下，高TG血症，低HDL-C血症，高血圧を生じます。

3 アディポネクチン

アディポネクチンは抗動脈硬化作用，抗糖尿病作用があり，内臓脂肪が蓄積すると分泌が低下します。したがって，内臓脂肪蓄積によりアディポネクチン分泌が低下すると，動脈硬化性疾患，2型糖尿病が増加します。また，アディポネクチン低下はインスリン抵抗性を悪化させ，高TG血症，低HDL-C血症，高血圧を生じます。アディポネクチンは善玉のアディポサイトカインです。

4 plasminogen activator inhibitor (PAI)-1

PAI-1は血栓溶解の抑制に働き，直接，動脈硬化性疾患発症の危険因子となります。ヒトにおいて，血中PAI-1値は内臓脂肪蓄積量とは正相関しますが，皮下脂肪蓄積とは相関しないことが示されています

5 レプチン

レプチンは脂肪蓄積とともに脂肪細胞から分泌され，視床下部食欲中枢に作用して食欲を抑制します。レプチンは内臓脂肪量よりも皮下脂肪量と密接な関係があります。ヒトの肥満ではレプチン受容体の異常により，高レプチン血症となり，この状態をレプチン抵抗性といいます。レプチン抵抗性では視床下部を介した交感神経系の亢進により高血圧を生じます。

6 レジスチン

レジスチンはインスリン抵抗性を生じる作用から名前が付けられました。2型糖尿病の発症に関係します。

7 アンジオテンシノーゲン

内臓脂肪は，高血圧に関係するアンジオテンシンの基質であるアンジオテンシノーゲンを分泌し，高血圧を惹起します。

3．内臓脂肪型肥満と皮下脂肪型肥満

皮下脂肪は皮下に蓄積した脂肪組織で，皮脂厚計などにより測定可能ですが，内臓脂肪は腸管周囲に付着した脂肪組織であり，腹部CTスキャン[*3]による定量が必要です。内臓脂肪型肥満は皮下脂肪型肥満に比べて糖尿病，高血圧，脂質代謝異常，動脈硬化性疾患などの発生率が高いことから臨床上重要です。体型から，皮下脂肪型肥満は下半身肥満，末梢型肥満，洋梨型肥満，内臓脂肪型肥満は上半身肥満，中心性肥満，りんご型肥満と呼ばれます。

皮下脂肪は女性で，内臓脂肪は男性で蓄積しやすく，男性では加齢とともに内臓脂肪量は増加しますが，女性では閉経前は変化せず，閉経後に急激に増加します。内臓脂肪はショ糖摂取により増加しやすく，皮下脂肪よりも内臓脂肪のほうが，摂取カロリーの減量や運動に対する反応が大きく，迅速です。血栓形成に作用するPAI-1，高血圧に関係するアンジオテンシノーゲン

*3 コンピューター断層撮影（Computed Tomography）。放射線などを利用して物体を走査し，コンピューターを用いて処理することで，物体の内部画像を構成する技術・機器のこと。

は皮下脂肪よりも内臓脂肪で多く産生されます。アディポネクチンは皮下脂肪よりも内臓脂肪蓄積で血中濃度の低下が大きく，レプチンは皮下脂肪で多く産生されます。

4．脂質代謝異常

空腹時血清 TG 値 150 mg/dl 以上の高 TG 血症かつ／または血清 HDL-C 値 40 mg/dl 未満の低 HDL-C 血症を基準[*4]としています。高 LDL-C 血症の存在は，メタボリックシンドロームの診断を否定するものではなく，メタボリックシンドロームに高 LDL-C 血症はしばしば認められます。しかし，高 LDL-C 血症の動脈硬化リスクはメタボリックシンドロームの危険因子とは異なります。

蓄積した内臓脂肪から分泌された遊離脂肪酸は門脈を介して肝臓に流入し，肝での TG の合成を促進します。内臓脂肪から分泌される遊離脂肪酸，TNF-α，レジスチンの増加及びアディポネクチン低下はインスリン抵抗性，高インスリン血症を生じます（図1）。高インスリン血症は肝での TG 合成を増加し，インスリン抵抗性では，TG 異化を促進するリポたんぱくリパーゼ活性を低下させ，高 TG 血症を生じます。また，その際，HDL 生成が減少し，低 HDL-C 血症を生じます。

メタボリックシンドロームでは，高 TG 血症，低 HDL-C 血症の他に，高レムナントリポたんぱく[*5]血症，small, dense LDL[*6]の増加，食後高脂血症[*7]を認めます。

5．高血圧

高血圧も動脈硬化危険因子となり，日本の診断基準[*8]は収縮期血圧 130 mmHg 以上かつ／または拡張期血圧 85 mmHg 以上です。

内臓脂肪蓄積は脂肪細胞からのアディポサイトカイン分泌異常を生じ，インスリン抵抗性，高インスリン血症を惹起します。高インスリン血症は交感神経を亢進し，腎臓でのナトリウム再吸収を促進し，高血圧を生じます（図1）。高レプチン血症は，視床下部を介して交感神経系を亢進し，高血圧を生じます。アディポサイトカインの1つであるアンジオテンシノーゲンの分泌増加は直接高血圧の原因となります。

6．高血糖

空腹時血糖値 110 mg/dl 以上が異常です。しかし，メタボリックシンドロームの他の危険因子を認める症例では，空腹時血糖値が正常でも経口ブドウ糖負荷試験を行い耐糖能異常の有無を検査することが推奨されています。近年，食後高血糖が動脈硬化性疾患の危険因子となることが指摘されています。また，動脈硬化危険因子は糖尿病例と同様に境界型例ですでに高いことが指摘されています。

内臓脂肪蓄積からインスリン抵抗性を生じ，インスリン抵抗性は耐糖能低

[*4] この基準値は，日本動脈硬化学会による「動脈硬化性疾患予防ガイドライン」による。

[*5] レムナントリポたんぱくはインスリン抵抗性の状態で増加する動脈硬化惹起性リポたんぱくである。

[*6] small, dense LDL は LDL 中の小粒子で比重の重い分画で，動脈壁に侵入しやすい，LDL 受容体への結合活性が低い，酸化されやすいことから動脈硬化惹起リポたんぱくとされている。

[*7] 食後高脂血症もインスリン抵抗性と強い関連性のある動脈硬化危険因子として注目されている。

[*8] 日本高血圧学会の高血圧治療ガイドラインでは，120／80 mmHg 未満を至適血圧，120〜129／80〜84 mmHg を正常血圧，130〜139／85〜89 mmHg を正常高値血圧，140／90 mmHg 以上を高血圧としている。

下を惹起します。生活習慣を改善し，内臓脂肪蓄積を減少させることにより，境界型からの糖尿病発症を抑制できることが報告されています。

7．インスリン抵抗性[*9]

インスリン抵抗性（作用低下）はメタボリックシンドロームの多くの症例で認められ，内臓脂肪蓄積，脂質代謝異常，高血圧，高血糖との関連性も強く，単独でも動脈硬化性疾患の危険因子となります。また，インスリン抵抗性をメタボリックシンドロームの成因基盤とする意見もあります。しかし，内臓脂肪蓄積のないインスリン抵抗性の存在も指摘されていますが，少数例であり，インスリン抵抗性が動脈硬化性疾患を惹起するメカニズムは未だ明らかでありません。逆に，内臓脂肪蓄積からアディポサイトカインの異常を介してインスリン抵抗性を生じるメカニズムは明らかにされています。このようなことからメタボリックシンドロームにおいて，内臓脂肪蓄積をインスリン抵抗性の上流に置く考え方が用いられました。インスリン抵抗性は，脂質代謝異常，高血圧，高血糖を生じ，メタボリックシンドロームの成因において重要な役割を担っていることも事実です。

[*9] 簡便なインスリン抵抗性指標の1つとして，空腹時インスリン値（μl/ml）× 空腹時血糖値（mg/dl）／405 を計算する HOMA-R がある。この値が 1.6 以下は正常，2.5 以上をインスリン抵抗性とする。空腹時血糖値 140 mg/dl 以下の症例では有効である。

III．メタボリックシンドロームの治療

❶ メタボリックシンドロームの管理

メタボリックシンドロームの治療目標疾患は心血管疾患です。栄養食事療法・運動療法による内臓脂肪蓄積の軽減で各危険因子を同時に改善させることにより心血管疾患予防が可能です。まず，症例に1つの危険因子を見つけたら，他の危険因子の有無を検査し，どのような危険因子を持つ症例かを総合的に把握します。ウエスト周囲径を測定し，それを目安にして，脂質代謝異常，高血圧，高血糖の経過を見ます。内臓脂肪は皮下脂肪に比較して代謝の活発な組織であり，栄養食事療法・運動療法によく反応します。

ウエスト周囲径の正常値にこだわる必要はありません。ウエスト周囲径5％の減少で，内臓脂肪面積は 20％減少し，総コレステロール，TG，空腹時血糖，血圧の有意改善を認めることが報告されています。ウエスト周囲径を正常値以下にしなければ意味がないということではなく，1％でも2％でも軽減することが重要です。また，ウエスト周囲径が正常値をわずかに下回る場合でも，他の危険因子を合併する場合には，さらに減少させる努力が必要です。正常値はあくまでも目安にすぎません。

内臓脂肪を蓄積しやすい生活習慣・食事習慣を改善する必要があります。厚生労働省の研究によると，内臓脂肪型肥満例は，満足するまで食べる，甘

いものが好き，間食をよくする，運動が少ないという特徴が指摘されています．喫煙は動脈硬化の直接の危険因子であり，禁煙を指導します．

❷ 栄養食事療法

摂取エネルギーは標準体重あたり25 kcal/日として，たんぱく質，炭水化物，脂質を適正に配分し，ビタミン，ミネラルを補充します．ウエスト周囲径，体重の5％減少を目標にします．メタボリックシンドロームは軽度肥満が多く，リバウンドを避ける意味でも，過度のエネルギー制限は避けるべきです．

個々の危険因子を軽減する栄養食事療法も並行して行います．高血圧では食塩制限，高TG血症では糖質・アルコール摂取制限が重要です．

❸ 運動療法

運動は内臓脂肪減量に有効です．特に，有酸素運動が有用です．運動強度は最大強度の50％前後，自覚的にややきつい程度，脈拍120/分（60歳以上は100/分）とします．1回30分程度を2回／日，週に3〜5日以上は行います．速歩が手軽ですが，肥満例では加重のかからない自転車，水泳が適しています．重症高血圧，心機能・腎機能低下例など運動禁忌例には注意が必要です．

❹ 行動療法

体重や食事内容を記録して，問題点を明らかにします．肥満になりやすい食行動（かため食い，ながら食い，付き合い食い，いらいら食い，早食い，間食）を是正する必要があります．食行動の是正には，はし置き励行，よくかむこと，菓子類などの置き場所に鍵を掛ける，などの工夫が有用です．ウエスト周囲径，体重減量により，脂質代謝異常，高血圧，血糖値の改善を確認することが最も有効な治療続行の動機付けとなります．家族など周囲の励まし，サポートも重要です．

❺ 薬物療法

ウエスト周囲径，体重減少によっても，脂質代謝異常，高血圧，高血糖が改善しない場合は，薬物療法が必要となります．脂質代謝異常，高血圧，高血糖は互いに強い関連性があり，高血圧治療薬により高血糖の改善作用や心血管疾患の予防効果があり，可能な限りこのようなエビデンスのある薬剤を選択します．逆に，他の危険因子を増加させる場合もあります．また，薬物間の相互作用にも注意が必要です．

1．高血圧治療薬

　アンジオテンシン転換酵素阻害薬（ACE 阻害薬），アンジオテンシンⅡ受容体拮抗薬（ARB）は複数の大規模臨床試験により，降圧作用の他に耐糖能改善作用，心血管疾患予防作用が報告されています。α1遮断薬は脂質代謝改善作用，糖代謝改善作用が報告されています。β遮断薬，利尿薬は脂質代謝，糖代謝を悪化させる場合があります。Ca拮抗薬は他の危険因子に及ぼす作用はありません。

2．糖尿病治療薬

　チアゾリジン*10誘導体は大規模臨床試験により，脂質代謝改善作用，抗動脈硬化作用が報告されています。メトホルミン*11は脂質代謝改善作用，心血管疾患抑制作用が報告されています。αグルコシダーゼ阻害薬*12は高血圧改善作用，心血管疾患抑制作用が報告されています。

3．脂質異常症治療薬

　スタチン系薬剤*13は糖代謝改善作用，メタボリックシンドロームにおいて心血管疾患抑制作用が報告されています。フィブラート系薬剤*14も糖代謝改善作用，メタボリックシンドロームにおいて心血管疾患抑制作用が報告されています。

*10 インスリン抵抗性改善薬と呼ばれる。

*11 ビグアナイド薬に属する薬剤である。インスリン作用を増強する。

*12 炭水化物がブドウ糖に消化される最終段階の酵素であるαグルコシダーゼの作用を抑制する薬剤である。食後の血糖上昇を抑制する。

*13 コレステロール合成阻害剤で，LDLコレステロール低下作用が強力である。

*14 高TG血症が適応である。

栄養食事療法

Ⅰ．栄養食事療法の考え方

❶ 栄養食事療法の目的と考え方

　メタボリックシンドロームは，内臓脂肪蓄積を基盤に脂質代謝異常，高血圧，高血糖などの動脈硬化の危険因子が重積した病態であり，心血管疾患が発症しやすくなっている状態です．内臓脂肪蓄積の原因として過食や運動不足などの好ましくない生活習慣が関係しており，栄養食事療法は食生活を改善して内臓脂肪を減少させることによりメタボリックシンドロームの病態を改善して心血管疾患を予防あるいは再発を防止することが目的です．

　内臓脂肪は皮下脂肪に比較して代謝が活発な組織であり，少しの減量でも，かなりの内臓脂肪の削減が期待できます．穏やかな減量が基本であり，生活状況や生活環境に応じて無理のない目標設定をすることが重要です．

１．適正なエネルギー量

　摂取エネルギー量は標準体重(kg)あたり25 kcalを基本に，栄養摂取状況，生活活動強度，肥満度，生活状況，生活環境を考慮し1,200〜1,800 kcalの範囲内で減量目標に応じて設定します．

　　標準体重＝身長(m)×身長(m)×22

　　　＜身長170 cm，25 kcal/kgで設定する場合＞
　　　　1.7(m)×1.7(m)×22×25(kcal/kg)＝1,590 kcal
　　　1日1,600 kcalとなります．

２．栄養素のバランス

　たんぱく質，脂質，炭水化物（糖質），ビタミン，ミネラルなどの必要な栄養素の過不足がないよう各食品群の配分を調整します．エネルギー制限のため脂質，糖質を中心に制限しますが，たんぱく質は標準体重あたり1.0〜1.2 g/kg，脂質は最低限20 g以上，糖質は最低限100 g以上確保することが必要です．また，ビタミン，ミネラル，食物繊維はエネルギー量の少ない野菜などから十分とり，不足のないようにします．

３．規則正しい食事

　規則正しい食生活が基本です．朝食の欠食や夕食偏重の食生活は，それだけで内臓脂肪蓄積につながります．食事は朝，昼，夕，ほぼ等しいエネルギー量とし，食事時間もできるだけ一定にします．特に減量中は，不規則な食生活では減量効果が得にくいだけでなく，体調不良にもつながり，栄養食事療法の継続が難しくなります．

❷ 合併症予防の栄養食事療法

　メタボリックシンドロームでは，その診断基準となる糖尿病（耐糖能異常），脂質異常症，高血圧，また，高尿酸血症や脂肪肝を高頻度に合併します。メタボリックシンドロームの栄養食事療法の基本は減量による内臓脂肪の減少ですが，これらの合併症の予防・治療のため，特に糖尿病（耐糖能異常），脂質異常症，高血圧の栄養食事療法を考えておく必要があります。

1．食塩制限

　高血圧の発症には，内臓脂肪の蓄積とともに食塩の過剰摂取が深くかかわっています。高血圧の予防や治療には食塩の制限が必要であり，高血圧を合併していない場合でも予防のため食塩は1日8～10gを心がけます。

2．糖類制限

　単糖類（ブドウ糖・果糖）や二糖類（砂糖）の過剰摂取は，血糖値や中性脂肪を上昇させやすいので，脂質異常症（高TG血症）や糖尿病を合併している場合には制限します。また，合併していない場合でも，メタボリックシンドロームでは，将来これらの疾患を高頻度に発症してくるので予防のため制限が必要です。

3．コレステロールや飽和脂肪酸を多く含む食品の制限

　高コレステロール血症は，動脈硬化を進行させ心血管疾患の発症に密接に関与しています。メタボリックシンドロームでは，高頻度に高コレステロール血症を合併しますので，食事に含まれるコレステロールや飽和脂肪酸の制限が必要となります。

4．食物繊維の摂取

　食物繊維は減量効果を高めること，減量時に満腹感を得るためにも重要であり，さらにコレステロール低下作用や食後の高血糖や脂質異常症を改善する効果があります。不足しないよう十分に摂取することが望まれます。

Ⅱ．栄養基準（栄養補給）

❶ 適正エネルギー量と栄養バランスの整え方

　摂取エネルギー量は標準体重（kg）あたり25kcalを基本に，おおむね1,200～1,800kcalの範囲内で減量目標に応じて設定します。

　たんぱく質は標準体重（kg）あたり1.0～1.2g，脂質エネルギー比率20～25％とし，残りを炭水化物（糖質）とします。低エネルギーのときはたんぱく質が多く炭水化物が低いエネルギー比率であり，たんぱく質15～20％，脂質20～25％，炭水化物55～60％となります。ビタミン・ミネ

ラルは「日本人の食事摂取基準」に準じます。

1 炭水化物（糖質），たんぱく質，脂質

炭水化物は，複合糖質（ごはん，パン，めん類，いもなど）から摂取し，単糖類（ブドウ糖・果糖）や二糖類（砂糖）は制限します。果物は1日80～100 kcal程度，砂糖は糖尿病や脂質異常症（高TG血症）を合併している場合は1日6～10 g程度，合併していない場合でも制限することが望ましく，少なくとも1日20 gを超えないようにします。

たんぱく質は肉類，魚介類，卵，大豆製品，乳製品の各食品群から偏りなく摂取すること，不足のないよう十分に摂取することが必要です。

脂質は，脂肪酸組成を考慮し，飽和脂肪酸（S）：一価不飽和脂肪酸（M）：多価不飽和脂肪酸（P）比率が3：4：3程度，n-6系脂肪酸：n-3系脂肪酸比率が4：1程度にします。飽和脂肪酸は，乳類，肉類，卵などの動物性食品に多く含まれています。一価不飽和脂肪酸はオリーブ油やなたね油に多く含まれ，多価不飽和脂肪酸でn-6系脂肪酸はとうもろこし油，綿実油，ひまわり油，サフラワー油などの植物油に，n-3系脂肪酸は魚油に多く含まれています。特に飽和脂肪酸のとり過ぎとn-3系脂肪酸の不足に注意が必要です。

2 食物繊維

食物繊維は，1日25 g以上が目標となります。野菜類，海藻類，きのこ類，こんにゃくなどで1日350 gの摂取が勧められています。

3 食塩

高血圧を合併している場合には1日6～8 g以下とし，合併していない場合でも予防のため10 g以下とすることが目標となります。

Ⅲ. 栄養食事療法の進め方

メタボリックシンドロームの栄養食事療法は，減量を目的とするエネルギー制限食であり，合併症に対する配慮以外には特に制限はありません。体に必要な栄養素が過不足なくとれるよう栄養のバランスの取れた食事，いわゆる健康食となります。エネルギー制限のため献立では野菜，海藻，きのこ類など低エネルギーの食品を活用します。さらに皿数を増やすなど食事のボリューム感がでるように工夫します。主食，主菜，副菜をそろえ，栄養バランスを整えること，また，ごはんなどの主食のとり過ぎとならないように，うす味とすることが基本です。多種類の食品が摂取できるように，また，生活状況に応じて使い分けられるようにメニューのバリエーションを増やしておきます。

IV. 食事計画（献立）の立て方

❶ 食品構成

　食品構成表を作成し，1日に摂取する栄養量に応じて，あらかじめ各食品群の使用量を決めておきます（表3）。

❷ 献立の立て方

　1️⃣ 各食品群を基本的に主食（ごはん類，パン類，めん類など），主菜（魚

表3　食品構成表

	栄養基準			
	エネルギー（kcal）	たんぱく質（g）	脂質（g）	炭水化物（g）
I	1,200	60	30	150
II	1,400	65	35	200
III	1,600	70	40	220
IV	1,800	75	45	260

食品構成例					
食品群	I（g）	II（g）	III（g）	IV（g）	食品例
魚介類	70	70	70	70	あじ，さわら，さけ，かれい，貝類，えび，いか
肉類	50	50	50	50	牛・豚肉（脂身なし），鶏肉，ささ身
卵類	50	50	50	50	鶏卵
豆類	100	100	100	100	豆腐，納豆，だいず，厚揚げ
みそ	10	10	10	10	みそ
乳類	200（低脂肪）	200	200	200	牛乳，ヨーグルト，チーズ
緑黄色野菜	120	120	120	120	ほうれんそう，こまつな，にんじん，ブロッコリー，しゅんぎく
その他の野菜	230	230	230	230	きゅうり，だいこん，はくさい，きのこ類，海藻類，こんにゃく
果実類	100	100	100	100	りんご，バナナ，みかん，いちご
穀類　米飯	200	240	320	380	ごはん，パン，うどん，そば
穀類　パン	60	90	90	120	
いも類		50	100	100	じゃがいも，さといも，さつまいも
油脂類	10	10	10	15	植物油，マーガリン，マヨネーズ，ドレッシング
砂糖類	10	10	10	10	砂糖，ジャム

介類，肉類，卵類，豆・大豆製品など），副菜（緑黄色野菜・その他野菜，きのこ類，海藻類，いも類など），調味料（油脂類，みそ，砂糖など），その他（果物，牛乳・乳製品）に分類します。

❷ 朝，昼，夕3食の主食，主菜を決め，副菜を組合せます。主食，主菜，副菜の配分は3食均等に分けるのが基本となります。適宜，汁物，デザートを組合せます。果物，牛乳・乳製品は，主菜や副菜の中でも使えますが，デザートとして使うことで，食生活にゆとりを持たせることができます。

❸ 代替食品を使用する場合は，同じエネルギー量になるようにします。ごはん100 g→食パン60 g→うどん160 g，あじ60 g→かれい80 g→たら100 gのように調整して使用します。

❹ 調味料の油脂類，食塩，砂糖は使用量に注意します。状況に応じて減塩食品や低エネルギー・低脂肪の調味料を活用します。加工食品等の食塩量にも注意します。

❸ 献立作成のポイント

❶ 魚介類，肉類，卵類，豆・大豆製品は，適宜，変換して使用することが可能ですが，肉類，卵類に偏る，逆にこれらを全く使用しないというのも良くありません。あくまでも食品構成の使用量が基本です。脂質が過剰とならないように，あるいは食事にボリューム感を得るために，魚介類，肉類は脂肪の少ない食品を選択します。減量中で低エネルギーを設定されている場合には，牛乳を低脂肪にします。

❷ 野菜，海藻，きのこ，こんにゃくを献立にたっぷり取り入れます。主菜に添える，和え物やサラダとして小鉢に，スープに入れるなどボリューム感がでるように工夫します。

❸ 揚げ物や炒め物など油を多く使用する料理は量や回数を制限し，焼き物，煮物，蒸し物など油を使用しない料理を基本にします。また，ノンオイルドレッシング，低エネルギーのマヨネーズ，マーガリンなどを利用します。

❹ すき焼き，甘辛煮など砂糖やみりんを多く使用する料理は量や回数を制限し，しゃぶしゃぶ，スープ煮など砂糖を使用しない料理を基本にします。また，低エネルギー甘味料などを利用します。

❺ 高血圧の予防のため，主食をとり過ぎないようにするため，減塩が基本です。また，砂糖，油脂類も制限されるため調理法が単調になりがちですが，酸味，みそ，だし汁，香辛料などで味付けに変化を付けます。ただし，調味料の使い過ぎは食欲を亢進しますのでうす味を原則とします。

V. 栄養教育

❶ 栄養食事指導

栄養食事指導の目的は，メタボリックシンドロームの栄養食事療法に関する正しい知識を修得すると同時に，これを実践する能力を身に付けることにあります。エネルギー制限による内臓脂肪の削減や減量の実践と同時に，これを維持するためにリバウンドの予防が重要なこととなります。

1．基本的な考え方

栄養食事療法の目的は，食生活の改善による内臓脂肪の減少が目的です。エネルギー制限は，3～6カ月でウエスト回りあるいは体重の5％減少を目標に，運動療法も考え合わせ穏やかな減量を目指します。合併している病態と内臓脂肪蓄積の関係，メタボリックシンドロームの治療の目的を正しく理解させ，誤った減量法にならないようにします。また，家族の理解と協力が得られるよう，家族への教育も必要です。

2．減量の実際

❶ 最初は1カ月2kg程度の減量を目標にして，体重の推移を見ながら，1カ月ごとにその都度エネルギー量を修正しながら実施します（図4）。

❷ 脂肪組織は1kgあたり7,000kcalのエネルギー量を含有しているので，1日約230kcal（7,000kcal÷30日）を減じれば1カ月1kg減となります。これが目安となります。運動量を増やしている場合には，その分のエネルギー摂取量は増やします。

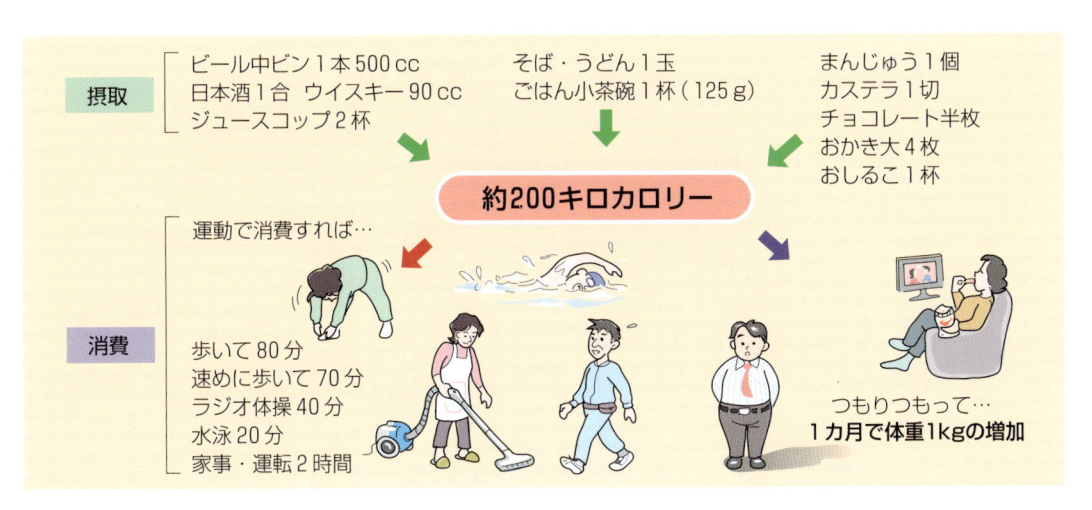

図4　体重コントロール

日常の摂取エネルギー量がわかっている場合

約 2,000 kcal の摂取量で体重が変化していないとすると，同じエネルギー (2,000 kcal) 消費量と考えられますから，1 カ月で体重 2 kg 減とするためには，約 500 kcal 減 (230 kcal × 2 kg) の 1,500 kcal の設定とします。

3．指導のポイント

1. エネルギー摂取量・消費量と体重変化の関係
2. 体重日記や食事記録（自己記録）
3. 適正エネルギー量と食品構成
4. 主食，間食，油脂類の多い食品や料理のエネルギー量
5. 満足感が得られる献立，調理，盛り付けの工夫

4．行動療法

栄養相談，生活調査，食行動質問票から問題点（過食，間食，外食，不規則な食事時間，夜型の生活，運動不足）を特定します。行動の修復に際してはグラフ化体重日記（図5），食事記録，万歩計などから問題点に応じて改善方法を検討します。グラフ化体重日記は基本項目であり，また食事記録は状況によっては，メモでも可能ですが，その時の様子を記録することが重要です。ポイントは食事や万歩計の記録により問題点を自己認識することです。減量目標に適した日常行動に改善できているか定期的にチェックし，正しい方向に修正を行います。

5．栄養食事療法の効果

減量した体重の維持やリバウンドの予防のため，臨床検査値やグラフ化体重日記を用い，減量できたこと，病態が改善していることを確認します。また，状況に応じて実施内容を強化することや新たな方法を導入することも必

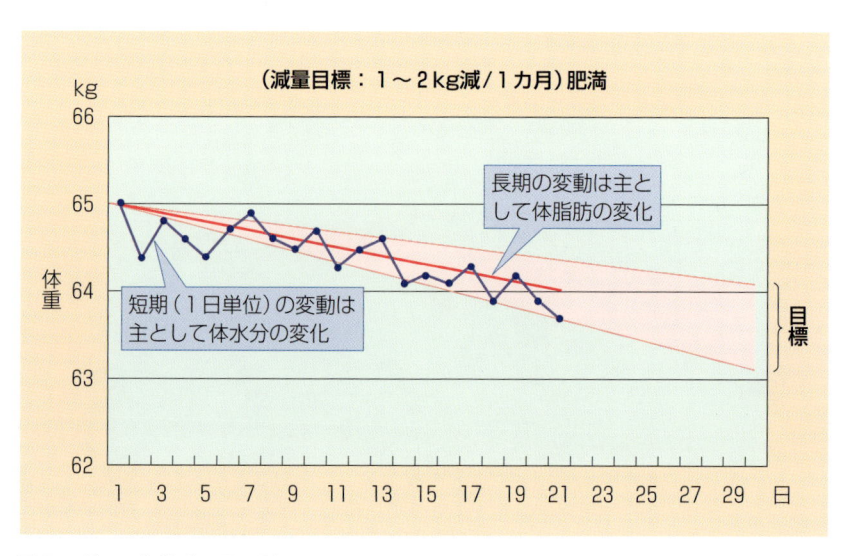

図5　グラフ化体重日記の例

要です。

5．嗜好品

　菓子類やジュースなどの嗜好品は過食やメタボリックシンドロームの病態の悪化につながり原則的には好ましくありません。特に低エネルギー食で減量中は栄養バランスを維持するためにも極力控えるようにします。体重を維持する段階でも，摂取する場合は，最小限となるよう量を決めて摂取し，その分は主食を減らします。また，低エネルギー食品も市販されていますので，間食としてこれらを利用します。

6．アルコール類

　過度の飲酒はメタボリックシンドロームの病態の悪化につながり好ましくありません。アルコールはエタノール換算で1日25g以下（200 kcal以下）とします。ただし，低エネルギー食で減量中は禁酒とします。

7．外食の上手な選び方

　外食料理は，一般に油脂類が多い，主食が多い，味付けが濃い，野菜類が少ないなどの問題があります。店の選び方（エネルギーが表示されている店も多い），料理の選び方（単品よりも定食メニュー），コース料理などでは，あらかじめエネルギー量を調べて食べ方（主食量の調整法や料理の選び方）を工夫します。どうしても野菜類が不足がちになるので，補充する方法を考えておく必要があります。

❷ 運動指導

1．運動療法の目的

　運動療法は，栄養食事療法と併用することによって，メタボリックシンドロームの予防や病態の改善に有効です。運動療法の継続は，内臓脂肪の減少，インスリン感受性の改善，トリグリセリド（TG：中性脂肪）の低下，HDLコレステロールの上昇，高血圧の軽度改善などの効果があります。また，ストレスの解消にも有効です。

2．運動指導

　メタボリックシンドロームでは，散歩，ジョッギング，ラジオ体操，自転車エルゴメーター，水泳といった全身の筋肉を用いる有酸素運動が適しています。また，日常生活の中でエレベータの代わりに階段を使う，あるいは通勤で電車を1駅手前で降りて歩くなどの方法もあります。脈拍120/分（60歳未満）または100/分（60～70歳）の中等度の運動を1回30分程度，できれば1日2回，週3回以上実施することが望まれます。

　心疾患や糖尿病などを合併している場合は，運動療法を制限あるいは禁止することがあります。運動療法を始める前に医師に相談します。

食事計画 ｜ 献立例 1　　　　　　　　　　1,400 kcal

主菜は朝食が卵，昼食が魚，夕食が肉の献立

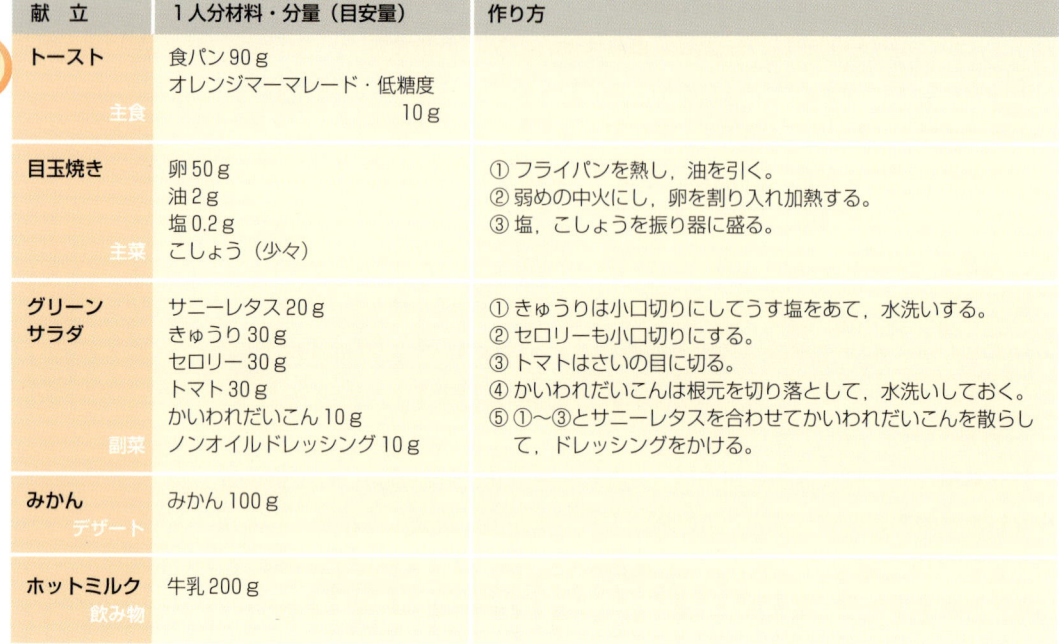

朝

献立	1人分材料・分量（目安量）	作り方
トースト（主食）	食パン 90 g オレンジマーマレード・低糖度 10 g	
目玉焼き（主菜）	卵 50 g 油 2 g 塩 0.2 g こしょう（少々）	① フライパンを熱し，油を引く。 ② 弱めの中火にし，卵を割り入れ加熱する。 ③ 塩，こしょうを振り器に盛る。
グリーンサラダ（副菜）	サニーレタス 20 g きゅうり 30 g セロリー 30 g トマト 30 g かいわれだいこん 10 g ノンオイルドレッシング 10 g	① きゅうりは小口切りにしてうす塩をあて，水洗いする。 ② セロリーも小口切りにする。 ③ トマトはさいの目に切る。 ④ かいわれだいこんは根元を切り落として，水洗いしておく。 ⑤ ①〜③とサニーレタスを合わせてかいわれだいこんを散らして，ドレッシングをかける。
みかん（デザート）	みかん 100 g	
ホットミルク（飲み物）	牛乳 200 g	

昼

献立	1人分材料・分量（目安量）	作り方
ごはん（主食）	ごはん 120 g	
なめこのみそ汁（汁）	なめこ 10 g カットわかめ 3 g 木綿豆腐 60 g だし汁 120 g 甘みそ 10 g	① 鍋に水を入れ火にかけ，沸騰直前にかつお節を入れ，火を止め取り出す。 ② わかめを水戻しし，適当な大きさに切る。 ③ なめこはざるにあけて軽く水洗いする。 ④ 豆腐は一口大のさいの目に切る。 ⑤ 鍋に豆腐を入れ煮る。 ⑥ なめことわかめを入れ，みそを溶き入れ軽く煮て器に盛る。
あじの塩焼き（主菜）	あじ 70 g 塩 1 g だいこん 30 g 青じそ 1 g	① あじはうろこ，ぜいご，えら，わたを除き水洗いして水気をふく。 ② 表面全体に塩を振り，20分位置く。 ③ 予熱したグリルで 15〜20分焼く。 ④ 器に青じそを敷き，あじを盛りつけ，だいこんおろしを添える。
根菜のいり煮（副菜）	にんじん 20 g ごぼう 20 g こんにゃく 40 g　砂糖 3 g 油 2 g　　　　　しょうゆ 3 g だいこん 20 g　　だし汁 50 g	① だいこん，にんじん，ごぼうは乱切りにし，こんにゃくは一口大にちぎり，ゆでておく。 ② 鍋に油を熱し，にんじん，ごぼう，こんにゃくを炒める。 ③ 次にだいこんを加えて炒め，だし汁を入れる。 ④ 材料が軟らかくなったら，調味料を入れて煮込み，器に盛る。
ほうれんそうのお浸し（副菜）	ほうれんそう 40 g うすくちしょうゆ 6 g かつお節 0.5 g	① ほうれんそうは水洗いし，熱湯でゆがいて冷水に取り，しぼってから 2 cmに切る。 ② ①をかつお節，しょうゆで和える。

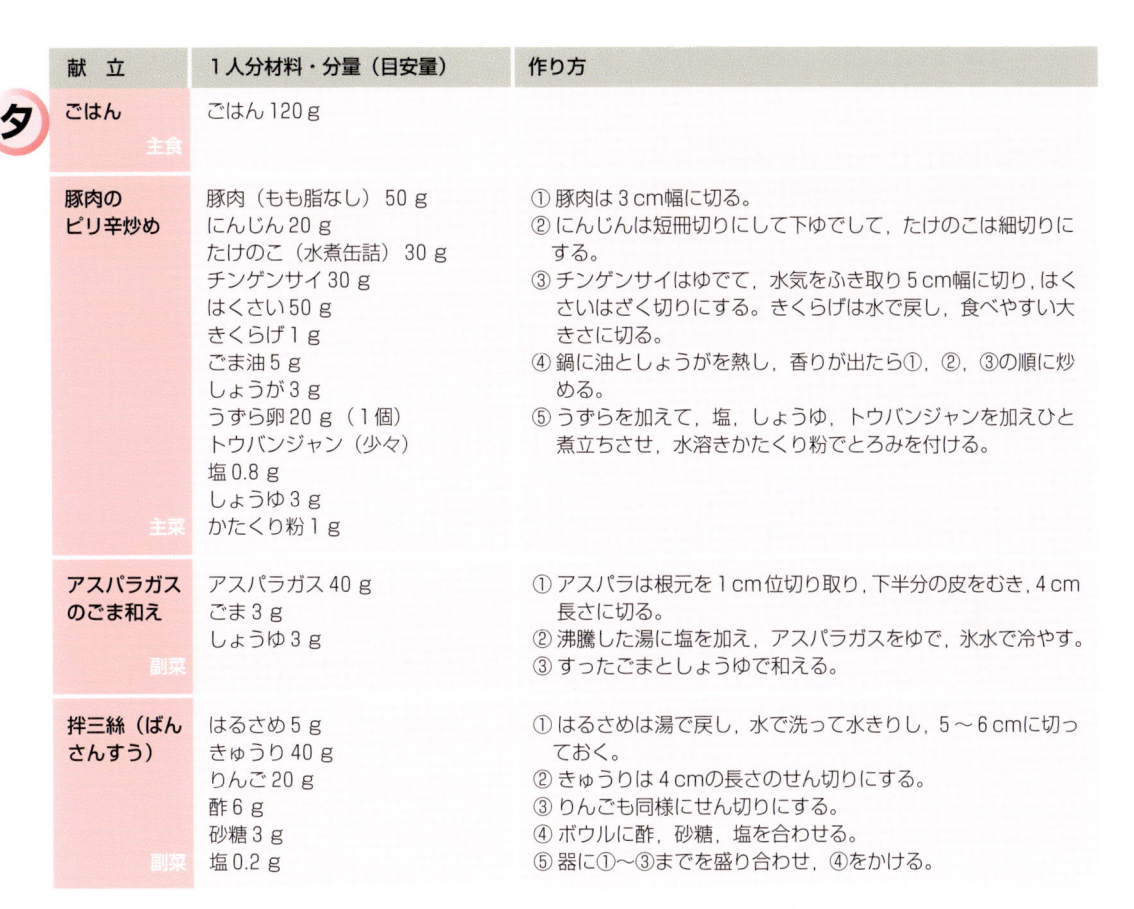

メタボリックシンドローム

献立	1人分材料・分量（目安量）	作り方
夕 ごはん 〈主食〉	ごはん 120 g	
豚肉の ピリ辛炒め 〈主菜〉	豚肉（もも脂なし）50 g にんじん 20 g たけのこ（水煮缶詰）30 g チンゲンサイ 30 g はくさい 50 g きくらげ 1 g ごま油 5 g しょうが 3 g うずら卵 20 g（1個） トウバンジャン（少々） 塩 0.8 g しょうゆ 3 g かたくり粉 1 g	① 豚肉は3cm幅に切る。 ② にんじんは短冊切りにして下ゆでして，たけのこは細切りにする。 ③ チンゲンサイはゆでて，水気をふき取り5cm幅に切り，はくさいはざく切りにする。きくらげは水で戻し，食べやすい大きさに切る。 ④ 鍋に油としょうがを熱し，香りが出たら①，②，③の順に炒める。 ⑤ うずらを加えて，塩，しょうゆ，トウバンジャンを加えひと煮立ちさせ，水溶きかたくり粉でとろみを付ける。
アスパラガスのごま和え 〈副菜〉	アスパラガス 40 g ごま 3 g しょうゆ 3 g	① アスパラは根元を1cm位切り取り，下半分の皮をむき，4cm長さに切る。 ② 沸騰した湯に塩を加え，アスパラガスをゆで，氷水で冷やす。 ③ すったごまとしょうゆで和える。
拌三絲（ばんさんすう）〈副菜〉	はるさめ 5 g きゅうり 40 g りんご 20 g 酢 6 g 砂糖 3 g 塩 0.2 g	① はるさめは湯で戻し，水で洗って水きりし，5～6cmに切っておく。 ② きゅうりは4cmの長さのせん切りにする。 ③ りんごも同様にせん切りにする。 ④ ボウルに酢，砂糖，塩を合わせる。 ⑤ 器に①～③までを盛り合わせ，④をかける。

献立	1人分材料・分量（目安量）	作り方
間食 レモンティ 〈飲み物〉	紅茶 150 g レモン果汁 1 g	

1日の栄養量

	E(kcal)	P(g)	F(g)	食物繊維(g)	食塩(g)
朝	559	23.4	19.0	4.9	2.5
昼	439	26.6	8.2	7.0	4.1
夕	466	20.5	13.0	5.3	2.0
間食	2	0.2	0.0	0.0	0.0
計	1,466	70.7	40.2	17.2	8.7

P：F：C　P 19.3　F 24.7　C 56.0　%

S：M：P ＝ 3.5：3.7：2.8
飽和脂肪酸（S）：一価不飽和脂肪酸（M）：多価不飽和脂肪酸（P）の比率の算出方法
飽和脂肪酸（または一価不飽和脂肪酸，または多価不飽和脂肪酸）／（飽和脂肪酸＋一価不飽和脂肪酸＋多価不飽和脂肪酸）×10

食事バランスガイド

主食 1 2 3 4 5 6 7
副菜 1 2 3 4 5 6 7 8
主菜 1 2 3 4 5 6
牛乳・乳製品 2 1 1 2 果物

「つ」(SV) とはサービング（食事の提供量の単位）の略

食事計画献立例1

食事計画 献立例 1　　1,400 kcal

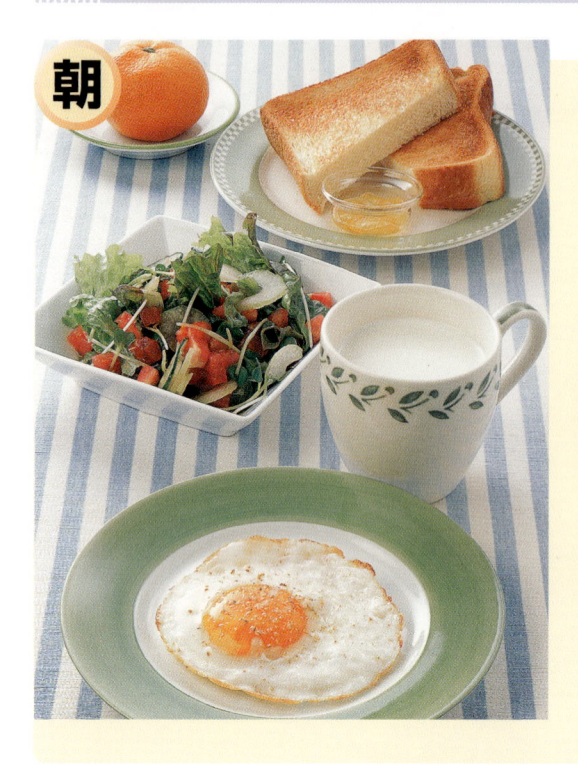

朝

●グリーンサラダのドレッシングはノンオイルタイプで

- 主食　トースト
- 主菜　目玉焼き
  - variation　オムレツ　*p.53*
- 副菜　グリーンサラダ
  - variation　ブロッコリーサラダ　*p.58*
- デザート　みかん
- 飲み物　ホットミルク

	E (kcal)	P (g)	F (g)	食物繊維 (g)	食塩 (g)
トースト	257	8.4	4.0	2.2	1.2
目玉焼き	94	6.2	7.2	0.0	0.4
グリーンサラダ	28	1.6	0.2	1.7	0.8
みかん	46	0.7	0.1	1.0	0.0
ホットミルク	134	6.6	7.6	0.0	0.2

昼

●根菜のいり煮は，砂糖を控え目のうす味に

- 主食　ごはん
- 汁　なめこのみそ汁
  - variation　のっぺい汁　*p.96*
- 主菜　あじの塩焼き
  - variation　ぶりの照り焼き　*p.51*
- 副菜　根菜のいり煮
  - variation　含め煮　*p.57*
- 副菜　ほうれんそうのお浸し
  - variation　こまつなの磯和え　*p.59*

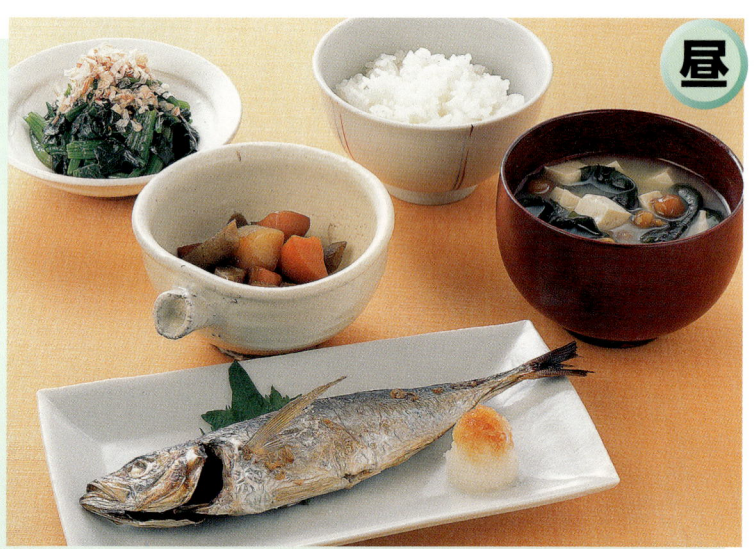

	E (kcal)	P (g)	F (g)	食物繊維 (g)	食塩 (g)
ごはん	202	3.0	0.4	0.4	0.0
なめこのみそ汁	74	6.2	3.1	2.2	1.5
あじの塩焼き	90	14.7	2.5	0.5	1.2
根菜のいり煮	60	1.1	2.1	2.8	0.5
ほうれんそうのお浸し	13	1.6	0.2	1.1	1.0

メタボリックシンドローム

メタボリックシンドローム

夕

● 食欲を上げ過ぎないため，トウバンジャンは控え目に

主食 ごはん

主菜 豚肉のピリ辛炒め
variation 豚肉の野菜巻き *p.49*

副菜 アスパラガスのごま和え
variation なすとほうれんそうのごま和え *p.60*

副菜 拌三絲（ばんさんすう）
variation なます *p.57*

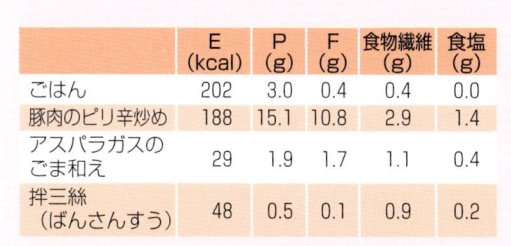

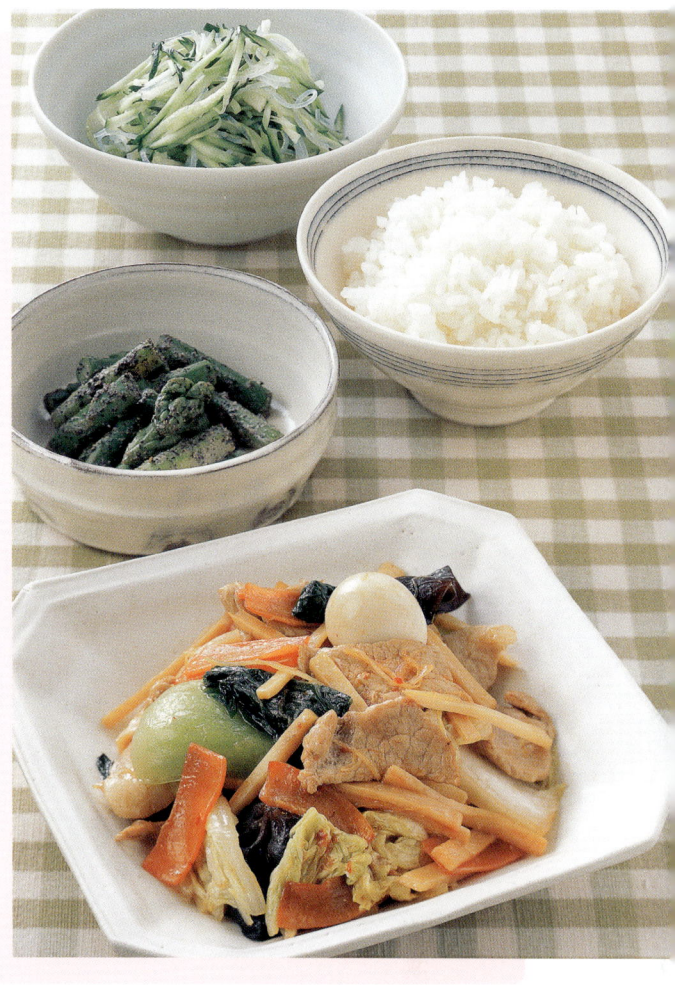

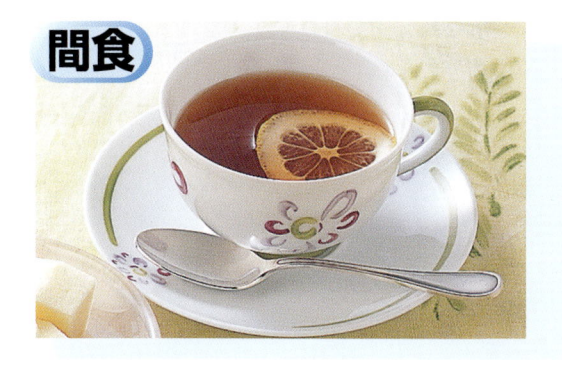

	E (kcal)	P (g)	F (g)	食物繊維 (g)	食塩 (g)
ごはん	202	3.0	0.4	0.4	0.0
豚肉のピリ辛炒め	188	15.1	10.8	2.9	1.4
アスパラガスのごま和え	29	1.9	1.7	1.1	0.4
拌三絲（ばんさんすう）	48	0.5	0.1	0.9	0.2

間食

間食 レモンティ

	E (kcal)	P (g)	F (g)	食物繊維 (g)	食塩 (g)
レモンティ	2	0.2	0.0	0.0	0.0

食事計画献立例1

食事計画｜献立例 2　　1,400 kcal

昼食がめん類で，朝食・夕食で野菜を多くした献立

朝

献立	1人分材料・分量（目安量）	作り方
ごはん（主食）	ごはん 120 g	
だいこんと油揚げのみそ汁（汁）	だいこん 40 g 油揚げ 5 g 長ねぎ 3 g だし汁 120 g みそ 7 g	① 油揚げは，湯通しして油ぬきをする。 ② だいこんはいちょう切り，ねぎは小口切りにする。 ③ 鍋にだし汁を煮立て，だいこんを入れてやわらかくなるまで煮て油揚げを入れる。 ④ みそを溶き入れ，ねぎを加える。
えびと豆腐のうま煮（主菜）	こえび 20 g 絹ごし豆腐 80 g ブロッコリー 30 g 酒 3 g しょうが（少々） 固形コンソメ 0.5 g 砂糖 0.5 g 塩 0.5 g ごま油 3 g かたくり粉 1 g	① えびの背わたを除き，しょうが汁と酒（分量から少々）を振り，ゆでる。ゆで汁はおいておく。 ② 絹ごし豆腐は色紙に切る。 ③ ブロッコリーは小房に分け，色よくゆでる。 ④ えびのゆで汁 50 g，コンソメ，砂糖，酒，塩を合わせて②を煮る。 ⑤ ④にえびとブロッコリーを加えてひと煮立ちさせる。 ⑥ ごま油を加えて，水溶きかたくり粉でとろみを付ける。
ピーマンのきんぴら（副菜）	ごぼう 30 g　　油 3 g ピーマン 30 g　砂糖 3 g にんじん 20 g　しょうゆ 6 g	① ごぼうはささがきにし，しばらく酢水にさらしておく。 ② ピーマンとにんじんはせん切りにする。 ③ フライパンに油を熱し，ごぼうとにんじんを強火で炒める。 ④ 火が通ったらピーマンを入れ，しょうゆ，砂糖とからめる。
キウイヨーグルト（デザート）	キウイ 30 g ヨーグルト（加糖）100 g	

昼

献立	1人分材料・分量（目安量）	作り方
鍋焼きうどん（主食）	鶏肉（むね，皮つき）40 g にんじん 20 g たけのこ（ゆで）20 g ほうれんそう 30 g 生しいたけ 10 g かまぼこ 5 g 長ねぎ 10 g 卵 50 g うどん（ゆで）160 g だし汁 200 g 塩 1 g　しょうゆ 6 g　みりん 6 g	① にんじんは花型に切り，軽く下ゆでし，たけのこは細切りにする。 ② ほうれんそうはゆでて，5 cm幅に切り，しいたけは軸を取り，半分に切る。 ③ かまぼこは 5 mm幅に切り，ねぎは斜めに切る。 ④ うどんをゆでる。 ⑤ だし汁に塩，しょうゆ，みりんを入れて煮立てる。 ⑥ ⑤に①，②，④を入れて，最後に③を入れて一煮する。 ⑦ 器に盛る。
冷やしトマト（副菜）	トマト 50 g 青じそ 1 g 塩 0.1 g　こしょう（少々）	① トマトを輪切りか半月切りにし，塩，こしょうを振る。 ② 器にトマトを盛りつけ，せん切りの青じそを飾り，冷蔵庫で冷やしてから食卓にのせる。
グレープフルーツ（デザート）	グレープフルーツ 100 g	
ミルクティ（飲み物）	紅茶 80 g 牛乳 70 g	

メタボリックシンドローム

メタボリックシンドローム

夕

献立	1人分材料・分量（目安量）	作り方
ごはん（主食）	ごはん 120 g	
さけの ホイル焼き（主菜）	生さけ 50 g 　塩 0.3 g 　こしょう（少々） 生しいたけ 10 g たまねぎ 40 g ピーマン 10 g バター 3 g レモン 10 g パセリ 1 g	① さけに塩，こしょうを振っておく。しいたけは軸を取り半分に切り，たまねぎとピーマンは薄切りにする。 ② アルミ箔にバターを塗り，たまねぎを下に敷き，さけ，ピーマン，しいたけをのせて，アルミ箔の両端を重ねてきっちり包む。 ③ 熱した焼き網に②をのせて，200℃位のオーブンで15～20分焼く。 ④ 器にアルミ箔ごと盛り付け，レモンとパセリを添える。
わけぎのぬた（副菜）	わけぎ 40 g 西京みそ 5 g みりん 3 g 酢 5 g	① わけぎは根を切り，熱湯でさっとゆで，水気をきって約3 cmの長さに切る。 ② ボウルにみそ，みりん，酢を各小さじ1ずつ入れ，食べる直前に①と合わせる。
とうがんの そぼろ煮（副菜）	とうがん 50 g 鶏・ひき肉 10 g 油 3 g うすくちしょうゆ 1 g 塩 0.3 g 酒 3 g だし汁 20 g しょうが（少々）	① とうがんは皮をむいて種を除き，角切りにし，下ゆでする。 ② 鍋に油を熱し，鶏肉を炒め，①を入れる。 ③ ②にだし汁，酒，しょうゆ，塩を加えて煮る。最後にしょうが汁を加える。

間食

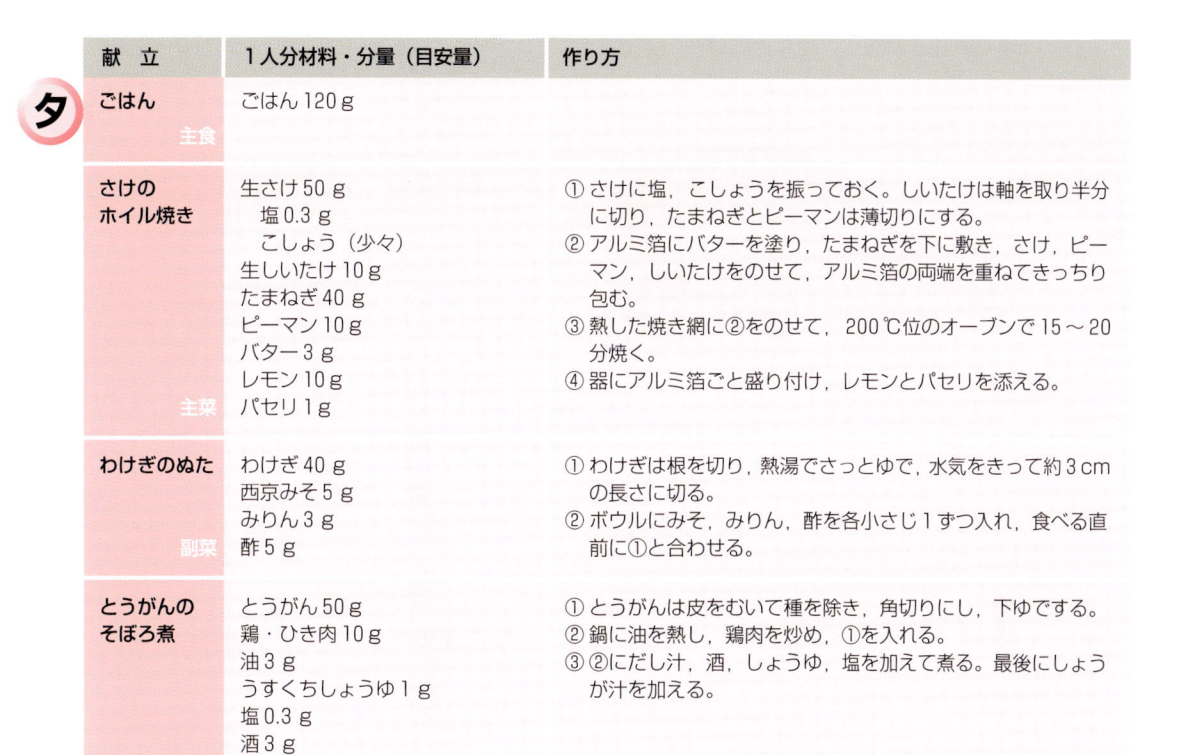

献立	1人分材料・分量（目安量）	作り方
みかん（デザート）	みかん 80 g	

1日の栄養量

	E(kcal)	P(g)	F(g)	食物繊維(g)	食塩(g)
朝	512	20.1	11.6	6.6	2.9
昼	467	25.3	13.5	5.1	3.1
夕	406	18.8	9.2	4.2	1.2
間食	37	0.6	0.1	0.8	0.0
計	1,422	64.8	34.4	16.7	7.2

P：F：C　P 18.2　F 21.8　C 60.0　％

S：M：P ＝ 3.1：3.8：3.1（S：M：Pの算出法は，29ページ参照）

食事バランスガイド

「つ」(SV)
- 主食：1 2 3 4 5 6 7
- 副菜：1 2 3 4 5 6
- 主菜：1 2 3 4 5 6
- 牛乳・乳製品：2 1　果物：1 2

「つ」(SV)とはサービング（食事の提供量の単位）の略

食事計画 献立例 2　　1,400 kcal

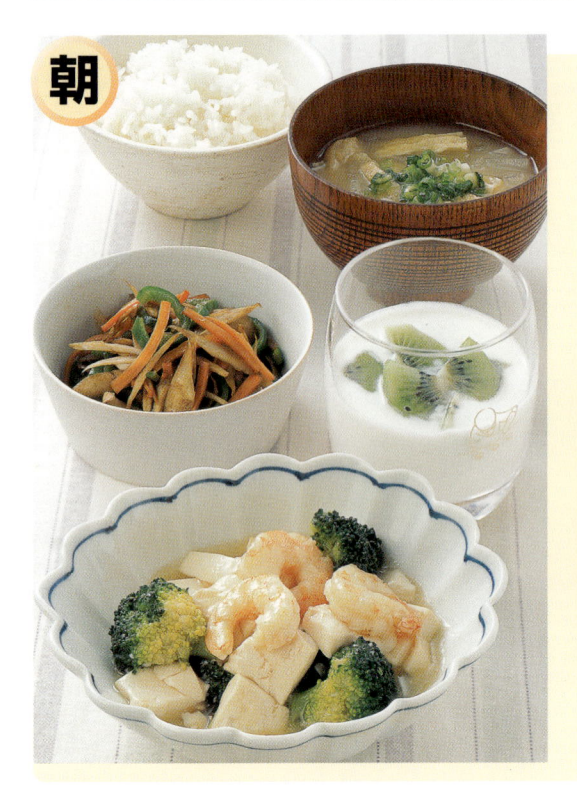

朝

●副菜は，昼食に入れ替えることもできます

- **主食**　ごはん
- **汁**　だいこんと油揚げのみそ汁
  variation　あさりのみそ汁　p.56
- **主菜**　えびと豆腐のうま煮
  variation　湯豆腐　p.54
- **副菜**　ピーマンのきんぴら
  variation　チンゲンサイのソテー　p.60
- **デザート**　キウイヨーグルト

	E (kcal)	P (g)	F (g)	食物繊維 (g)	食塩 (g)
ごはん	202	3.0	0.4	0.4	0.0
だいこんと油揚げのみそ汁	42	2.1	2.2	1.0	1.0
えびと豆腐のうま煮	109	9.0	5.7	1.6	0.9
ピーマンのきんぴら	77	1.4	3.1	2.9	0.9
キウイヨーグルト	83	4.6	0.2	0.8	0.2

昼

●めん類は野菜が不足しがちなのでひと工夫を

- **主食**　鍋焼きうどん
  variation　冷し中華　p.49
- **副菜**　冷やしトマト
  variation　なます　p.57
- **デザート**　グレープフルーツ
- **飲み物**　ミルクティ

	E (kcal)	P (g)	F (g)	食物繊維 (g)	食塩 (g)
鍋焼きうどん	371	21.6	10.7	3.9	2.9
冷やしトマト	10	0.4	0.1	0.6	0.1
グレープフルーツ	38	0.9	0.1	0.6	0.0
ミルクティ	48	2.4	2.7	0.0	0.1

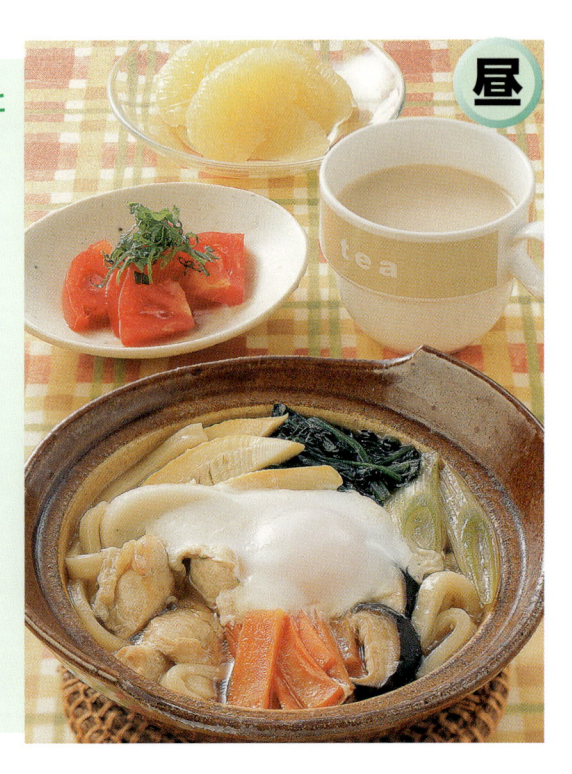

メタボリックシンドローム

メタボリックシンドローム

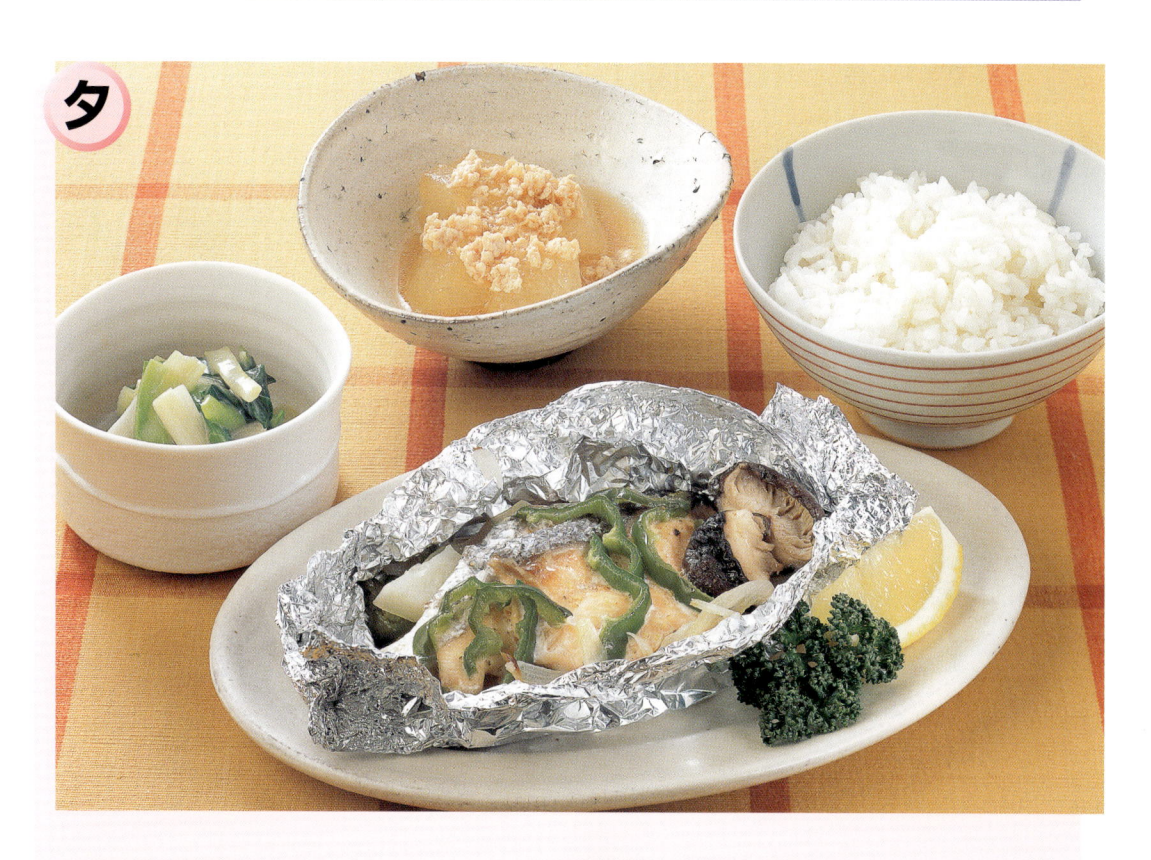

夕

●野菜中心の低エネルギーの献立です

	E (kcal)	P (g)	F (g)	食物繊維 (g)	食塩 (g)
ごはん	202	3.0	0.4	0.4	0.0
さけのホイル焼き	116	12.2	4.9	1.8	0.4
わけぎのぬた	32	1.1	0.2	1.4	0.3
とうがんのそぼろ煮	56	2.5	3.9	0.7	0.5

主食　ごはん

主菜　さけのホイル焼き
　　　variation　さけのムニエル　p.51

副菜　わけぎのぬた
　　　variation　かぶの即席漬　p.58

副菜　とうがんのそぼろ煮
　　　variation　五目いり煮　p.60

間食

間食　みかん

	E (kcal)	P (g)	F (g)	食物繊維 (g)	食塩 (g)
みかん	37	0.6	0.1	0.8	0.0

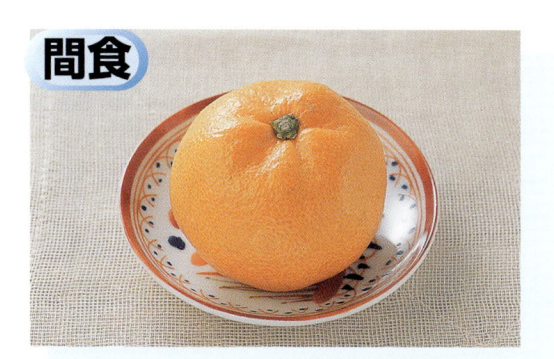

食事計画献立例2

食事計画 ｜ 献立例 3 　　　1,400 kcal

昼食が洋食，朝食・夕食は和食

朝

献立	1人分材料・分量（目安量）	作り方
ごはん 主食	ごはん 120 g	
じゃがいもと たまねぎの みそ汁 汁	じゃがいも 30 g たまねぎ 20 g カットわかめ 1.5 g だし汁 150 g みそ 8 g	① じゃがいもは皮をむき5mm幅のいちょう切りにする。たまねぎは5mm幅に切る。 ② わかめは水で戻す。 ③ だし汁にじゃがいも，たまねぎを入れて煮，軟らかくなったらみそを溶き入れ，戻したわかめを入れる。
厚焼きたまご 主菜	卵 50 g だし汁 10 g 塩 0.3 g みりん 3 g 油 2 g 青じそ 2 g	① 卵を割りほぐし，だし汁，塩，みりんを加えてよく混ぜる。 ② 卵焼き器に油を引き，①を入れ，卵のふちの部分が焼けたら端から巻く。 ③ 冷めてから，2～3cmに切り，しその葉を敷き盛り付ける。
ほうれんそう とえのきの 和え物 副菜	ほうれんそう 70 g えのきたけ 15 g しょうゆ 5 g	① ほうれんそうはゆでて水に取り，3～4cm長さに切る。 ② えのきたけは石づきを取り，耐熱皿にのせて電子レンジで加熱する。 ③ ①②をしょうゆで和える。

昼

献立	1人分材料・分量（目安量）	作り方
フランスパン 主食	フランスパン 80 g ソフトタイプマーガリン 8 g	
牛肉の トマト煮 主菜	牛肉（もも）50 g たまねぎ 50 g マッシュルーム（生）15 g トマト 50 g ケチャップ 6 g にんにく 1 g 塩 0.5 g こしょう（少々） パセリ 2 g 油 2 g 白ワイン 10 g	① 牛肉は一口大に切り分け，たまねぎ，マッシュルームは薄切りにする。 ② 鍋に油を熱し，牛肉を炒め，火が通ったら取り出し，たまねぎを炒め，マッシュルームを加えさらに炒める。 ③ ②に調味料とさいの目切りにしたトマトと牛肉を加えて煮る。
豆腐と アスパラガス のサラダ 副菜	絹ごし豆腐 50 g サニーレタス 30 g アスパラガス 20 g スイートコーン（ホール・缶詰）10 g ノンオイルドレッシング 10 g	① 豆腐はさいの目に切り，ゆでておく。 ② レタスは2～3cmに手でちぎり，アスパラガスはゆでて適当な長さに切る。 ③ ボウルに①②とスイートコーンを入れてさっと混ぜ，器に盛ってドレッシングをかける。

メタボリックシンドローム

献立	1人分材料・分量（目安量）	作り方
夕 **まぐろ丼** (主食)	ごはん 120 g きはだまぐろ 60 g 　しょうゆ 4 g 刻みのり 0.5 g わさび 1 g	① まぐろはそぎ切りにして，しょうゆに漬け込んでおく。 ② 丼にごはんを盛り，①をのせて，細切りにしたのりを散らし，わさびを添える。
菜の花の**お吸い物** (汁)	菜の花 15 g ふ 1 g だし汁 150 g しょうゆ 2 g 塩 0.2 g	① 菜の花は硬い茎は切り落とし小房に分けて，さっと塩ゆです る。 ② 鍋にだし汁をかけ，調味料を加えひと煮立ちする。 ③ 器に菜の花，ふを入れ，上から②を注ぐ。
ひじきと**しらすの****おろし和え** (副菜)	ひじき 7 g にんじん 5 g しらす干し 5 g きゅうり 10 g だいこん 40 g 酢 10 g 砂糖 2 g 塩 0.5 g しょうゆ 2 g	① ひじきは，水で戻し，適当な大きさに切る。にんじんはせん切りにする。 ② しらす干しは，さっと湯どおしし，水気をきっておく。 ③ きゅうりは小口切りにする。 ④ だいこんをおろして，軽く水気をきり，調味料を加えて混ぜる。 ⑤ ④に①～③を加えて和える。
若竹煮 (副菜)	たけのこ 40 g カットわかめ 3 g 砂糖 3 g 塩 0.3 g しょうゆ 3 g だし汁 40 g	① たけのこは米ぬかを入れて，ゆがいてあくを抜く。 ② ①の根元は1cmの厚さの半月切りに，先は円錐形をくし型に切る。 ③ わかめは水で戻し，4cm位に切っておく。 ④ だし汁に砂糖，しょうゆ，塩を入れ，煮立ったら，②③を入れて煮る。

献立	1人分材料・分量（目安量）	作り方
間食 **メロン**	ハネデューメロン 100 g	
ホットミルク	牛乳 200 g	

1日の栄養量

	E(kcal)	P(g)	F(g)	食物繊維(g)	食塩(g)
朝	375	14.0	8.4	4.7	2.7
昼	497	23.1	16.7	5.3	2.9
夕	351	24.4	1.2	7.2	4.1
間食	176	7.7	7.7	0.5	0.2
計	1,399	69.2	34.0	17.6	9.9

P：F：C　P 19.8　F 21.9　C 58.3　％

S：M：P ＝ 3.8：3.8：2.4（S：M：Pの算出法は，29ページ参照）

食事バランスガイド

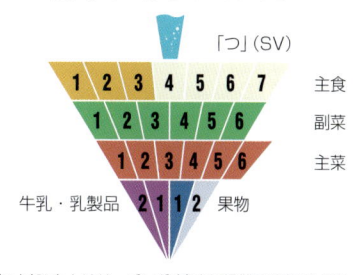

主食　1 2 3 4 5 6 7
副菜　1 2 3 4 5 6
主菜　1 2 3 4 5 6
牛乳・乳製品 2 1　果物 1 2

「つ」(SV) とはサービング（食事の提供量の単位）の略

食事計画献立例3

食事計画｜献立例 3　　1,400 kcal

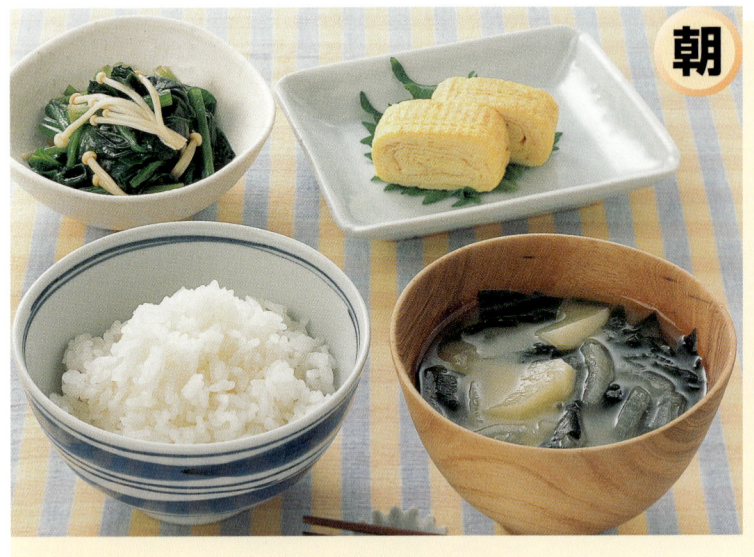

朝

●朝食は和食にして，乳製品を間食に

主食	ごはん
汁	じゃがいもとたまねぎのみそ汁
主菜	厚焼きたまご *variation* にらたまとじ　*p.53*
副菜	ほうれんそうとえのきの和え物

	E (kcal)	P (g)	F (g)	食物繊維 (g)	食塩 (g)
ごはん	202	3.0	0.4	0.4	0.0
じゃがいもとたまねぎのみそ汁	51	2.4	0.6	1.6	1.5
厚焼きたまご	102	6.3	7.2	0.1	0.5
ほうれんそうとえのきの和え物	21	2.3	0.3	2.5	0.7

昼

●トマト煮にして油を控えたボリュームたっぷりの主菜です

主食	フランスパン
主菜	牛肉のトマト煮 *variation* ロールキャベツ　*p.50*
副菜	豆腐とアスパラガスのサラダ *variation* 豆腐のあんかけ　*p.55*

	E (kcal)	P (g)	F (g)	食物繊維 (g)	食塩 (g)
フランスパン	284	7.6	7.6	2.2	1.4
牛肉のトマト煮	161	11.9	7.5	1.9	0.7
豆腐とアスパラガスのサラダ	52	3.7	1.6	1.2	0.8

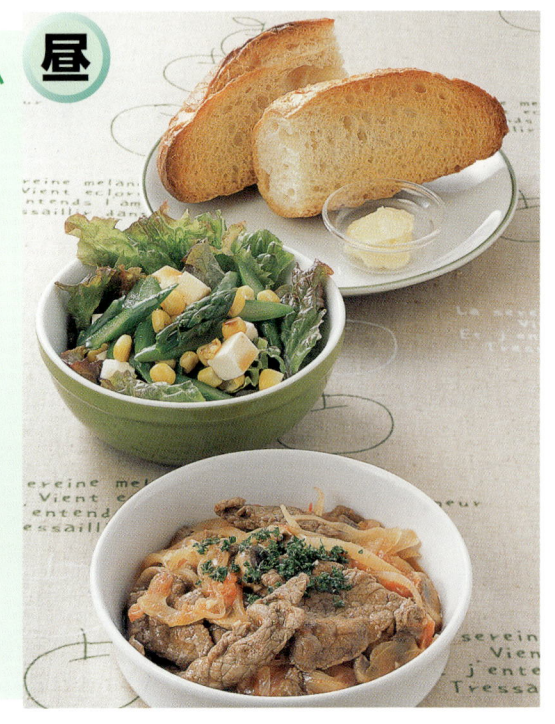

メタボリックシンドローム

夕

● 主食は油を使わない丼にします

主食 まぐろ丼
variation 油揚げ入り炊き込みごはんと
まぐろといかの刺し身
　　p.48　　*p.52*

汁 菜の花のお吸い物
variation あさりのみそ汁　*p.56*

副菜 ひじきとしらすのおろし和え
variation ひじきの梅肉和え　*p.59*

副菜 若竹煮
variation 五目いり煮　*p.60*

	E (kcal)	P (g)	F (g)	食物繊維 (g)	食塩 (g)
まぐろ丼	272	18.1	0.7	0.5	0.7
菜の花のお吸い物	13	1.5	0.1	0.7	0.6
ひじきとしらすのおろし和え	37	2.4	0.2	3.8	1.2
若竹煮	29	2.3	0.2	2.2	1.5

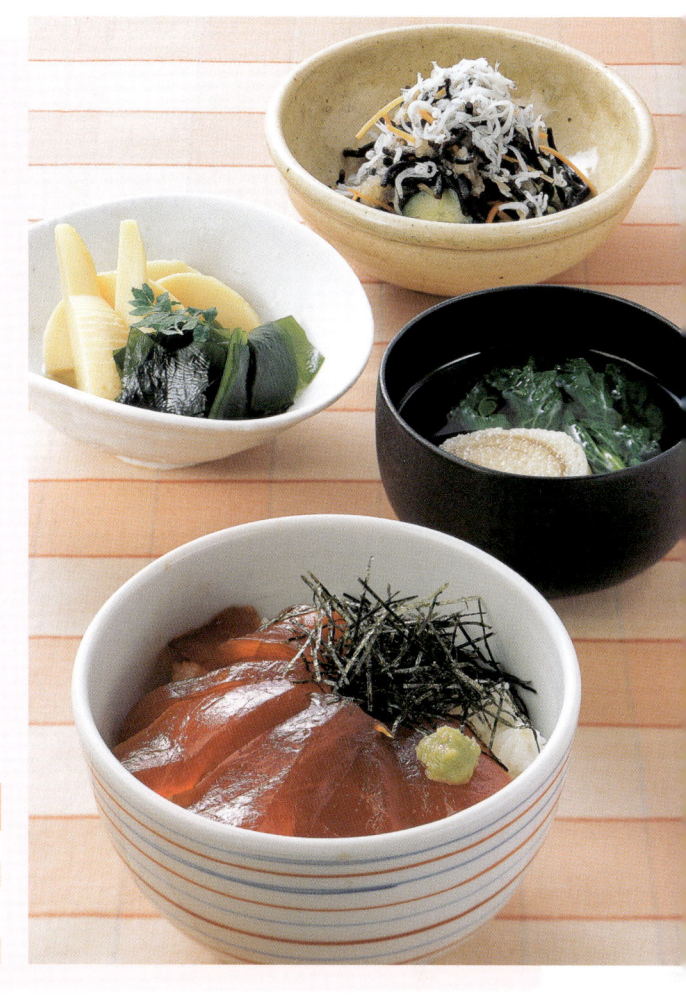

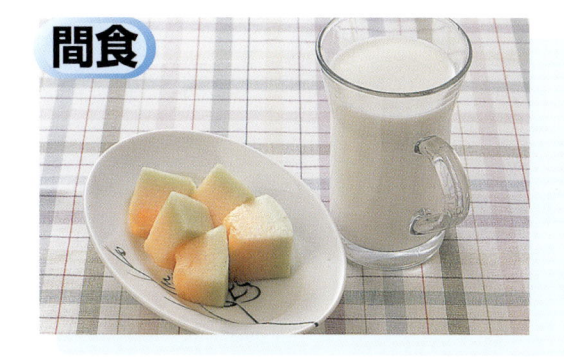

間食

間食 メロン
ホットミルク

	E (kcal)	P (g)	F (g)	食物繊維 (g)	食塩 (g)
メロン	42	1.1	0.1	0.5	0.0
ホットミルク	134	6.6	7.6	0.0	0.2

食事計画献立例3

食事計画｜献立例 4　　1,600 kcal

朝食がパン食で油を使用，夕食は鍋であっさりした献立

朝

献立	1人分材料・分量（目安量）	作り方
フレンチトースト（主食）	食パン 90 g ソフトタイプマーガリン 10 g 牛乳 70 g 卵 30 g	① 溶き卵に牛乳を混ぜる。 ② 食パンを①に浸す。 ③ フライパンにマーガリンを熱し，②をこんがり色がつくまで焼く。
キャベツのスープ煮（汁）	キャベツ 80 g にんじん 20 g たまねぎ 20 g 固形コンソメ 0.7 g 塩 0.3 g こしょう（少々） パセリ（少々）	① キャベツ，にんじんは短冊切り，たまねぎはくし型に切る。 ② 水 200 g にコンソメを加えてスープを作り，①を入れて，軟らかくなるまで煮る。 ③ 最後に塩，こしょうで味を調え，仕上げにみじん切りにしたパセリを散らす。
バナナとキウイのヨーグルト和え（デザート）	プレーンヨーグルト 100 g キウイ 30 g バナナ 40 g	
紅茶（飲み物）	紅茶 150 g	

昼

献立	1人分材料・分量（目安量）	作り方
ごはん（主食）	ごはん 160 g	
蒸し鶏ごまだれ（主菜）	鶏肉（むね，皮なし）50 g 　酒 10 g 　塩 0.3 g 　だし汁 10 g ┐ 　しょうゆ 5 g ├ごまだれ 　砂糖 2 g 　│ 　いりごま 10 g ┘ きゅうり 30 g レタス 30 g トマト 50 g	① 鶏肉は塩と酒を振って蒸し，そぎ切りにする。 ② きゅうり，レタスはせん切りにし，トマトは薄切りにする。 ③ ごまはすり鉢でよくすり，砂糖，しょうゆ，だし汁と合わせごまだれを作る。 ④ 器にトマト，きゅうり，レタスを敷き，鶏肉をのせ，ごまだれをかける。
オクラのお浸し（副菜）	オクラ 30 g 花かつお 1 g うすくちしょうゆ 3 g	① オクラはへたを切り，塩ひとつまみを入れた湯でゆがき，小口切りにする。 ② ①に花かつお，しょうゆを入れて粘りが出るまで和える。
さといもの含め煮（副菜）	さといも 50 g にんじん 20 g さやえんどう 10 g 砂糖 2 g うすくちしょうゆ 5 g みりん 3 g 昆布だし汁 50 g	① さといもは皮をむき，2～3分ゆがき，洗ってぬめりを取り，にんじんは半月形に切る。 ② さやえんどうは筋を取ってさっとゆで斜め半分に切る。 ③ 鍋にだし汁，①を入れて 2～3分煮，調味して軟らかくなるまで煮る。 ④ ②を入れて器に盛る。

メタボリックシンドローム

	献立		1人分材料・分量（目安量）	作り方
夕	雑炊	主食	ごはん 160 g 卵 20 g	① 寄せ鍋の残った煮汁にごはんを入れる。 ② 火を止め溶き卵をかける。
	寄せ鍋	主菜	たら 40 g はまぐり 20 g えび 30 g 焼き豆腐 60 g 生ふ 20 g 長ねぎ 20 g しゅんぎく 30 g 生しいたけ 10 g しらたき 30 g はくさい 60 g にんじん 20 g 昆布だし 80 g 酒 2 g みりん 3 g 塩 0.3 g うすくちしょうゆ 3 g 薬味（もみじおろし） 　だいこん 20 g 　一味とうがらし（少々） すだち 3 g	① 鍋に水を入れ，昆布を入れておいてだしを取る。 ② えびは背わたを取り，はまぐりは塩水に漬け砂抜きをしておく。 ③ 焼き豆腐，生ふは食べやすい大きさに切っておく。 ④ たらは食べやすい大きさに切り，しいたけは軸をとっておく。 ⑤ 野菜は食べやすい大きさに切っておく。 ⑥ しらたきは熱湯でさっとゆで，食べやすい大きさに切っておく。 ⑦ だいこんおろしと一味とうがらしで薬味を作る。 ⑧ 火をかける前にこんぶは取り出し，調味料を加え具材を鍋に盛り，火にかける。 ⑨ ⑦とすだちを添える。

	献立	1人分材料・分量（目安量）	作り方
間食	ふかしいも	さつまいも 80 g	① さつまいもを蒸し器でふかす。

1日の栄養量

	E(kcal)	P(g)	F(g)	食物繊維(g)	食塩(g)
朝	554	20.3	21.2	5.6	2.2
昼	497	21.7	7.0	6.7	2.5
夕	498	29.7	6.7	5.2	1.8
間食	106	1.0	0.2	1.8	0.0
計	1,656	72.7	35.0	19.3	6.5

P：F：C　P 17.6　F 19.0　C 63.4　%

S：M：P ＝ 3.4：3.6：3.0（S：M：Pの算出法は，29ページ参照）

食事バランスガイド

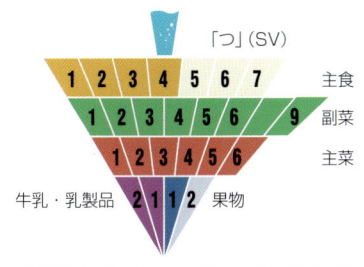

「つ」(SV)
主食 1 2 3 4 5 6 7
副菜 1 2 3 4 5 6 9
主菜 1 2 3 4 5 6
牛乳・乳製品 2 1 1 2 果物

「つ」(SV) とはサービング（食事の提供量の単位）の略

食事計画献立例4

食事計画 献立例 4　　1,600 kcal

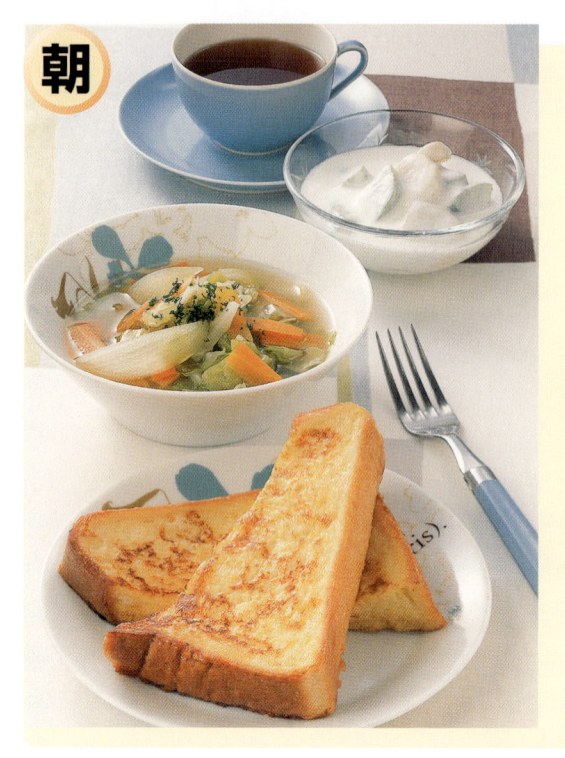

朝

●野菜たっぷりのスープがポイント

主食	フレンチトースト
汁	キャベツのスープ煮 *variation* かぼちゃのポタージュ　p.56
デザート	バナナとキウイのヨーグルト和え
飲み物	紅茶

	E (kcal)	P (g)	F (g)	食物繊維 (g)	食塩 (g)
フレンチトースト	406	14.4	17.9	2.1	1.5
キャベツのスープ煮	35	1.4	0.2	2.3	0.6
バナナとキウイのヨーグルト和え	112	4.3	3.1	1.2	0.1
紅茶	2	0.2	0.0	0.0	0.0

昼

●鶏肉は皮なし，ごまの風味で

主食	ごはん
主菜	蒸し鶏ごまだれ *variation* 鶏肉のかぶら蒸し　p.50
副菜	オクラのお浸し *variation* なます　p.57
副菜	さといもの含め煮 *variation* 含め煮　p.57

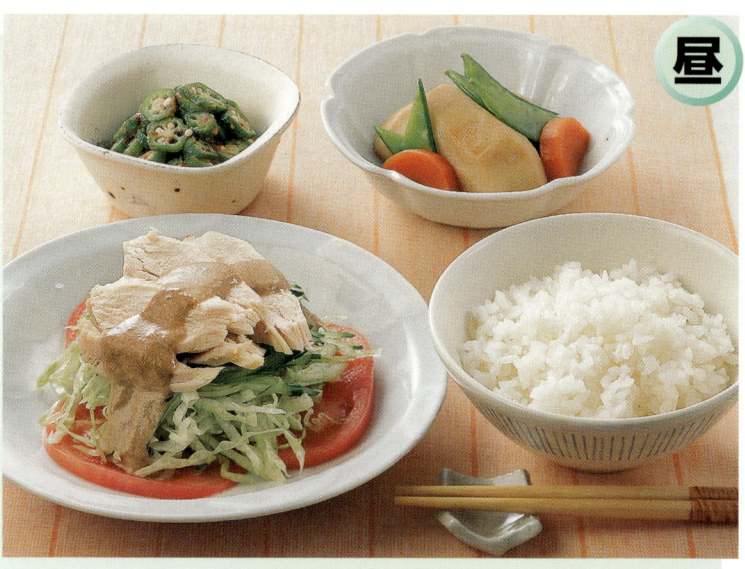

	E (kcal)	P (g)	F (g)	食物繊維 (g)	食塩 (g)
ごはん	269	4.0	0.5	0.5	0.0
蒸し鶏ごまだれ	155	14.6	6.3	2.7	1.1
オクラのお浸し	14	1.6	0.1	1.5	0.5
さといもの含め煮	60	1.5	0.1	2.0	0.9

メタボリックシンドローム

| メタボリックシンドローム |

夕

● 寄せ鍋は，エネルギーの低い魚介類の組合せで

主食 雑炊

主菜 寄せ鍋
variation たらのシチュー　p.52

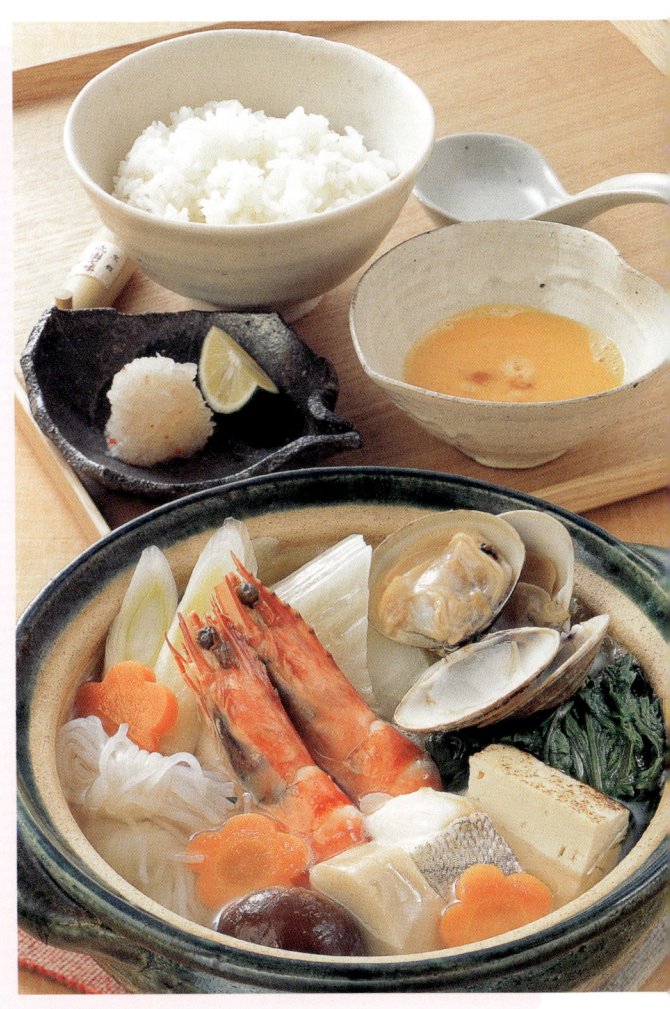

	E (kcal)	P (g)	F (g)	食物繊維 (g)	食塩 (g)
雑炊	299	6.5	2.5	0.5	0.1
寄せ鍋	199	23.3	4.2	4.7	1.7

間食

間食 ふかしいも

	E (kcal)	P (g)	F (g)	食物繊維 (g)	食塩 (g)
ふかしいも	106	1.0	0.2	1.8	0.0

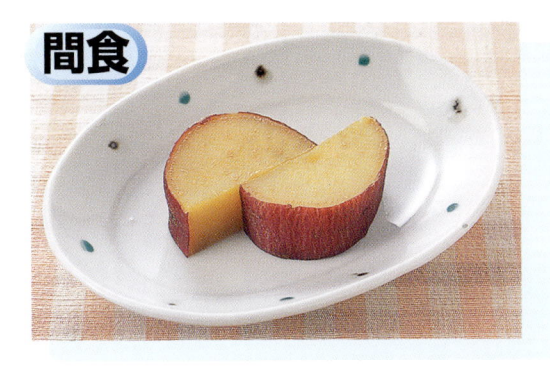

食事計画 | 献立例 5　　1,600 kcal

朝・夕の低脂肪食との組合せで，南蛮漬は揚げ物の献立

朝

献立	1人分材料・分量（目安量）	作り方
ごはん（主食）	ごはん 160 g	
なすのみそ汁（汁）	なす 50 g たまねぎ 30 g 長ねぎ 3 g だし汁 150 g みそ 8 g	① なすは半月切り，たまねぎは薄切り，ねぎは小口切りにする。 ② 鍋にだし汁を煮立て，なすとたまねぎを煮る。 ③ みそを溶き入れ，ねぎを加える。
だいずとひじきのいり煮（主菜）	だいず・乾 15 g ひじき 8 g にんじん 20 g こんにゃく 20 g しょうゆ 5 g 砂糖 2 g 油 2 g	① だいずは十分水に漬け，弱火で軟らかくなるまで煮る。（缶詰のゆでだいずを使用してもよい） ② ひじきは水でさっと洗い，水に浸して戻し，食べやすい長さに切る。 ③ にんじん，こんにゃくは細切りにする。 ④ 鍋に油を熱し，ひじきとにんじん，こんにゃくを炒め，だいずを加えさらに炒めて，砂糖，しょうゆを入れて煮含める。
さやいんげんのごま和え（副菜）	さやいんげん 30 g ごま 1 g しょうゆ 3 g	① さやいんげんは筋を取り，塩ゆでして，斜めに細切りにする。 ② ①をすったごまとしょうゆで和える。

昼

献立	1人分材料・分量（目安量）	作り方
ごはん（主食）	ごはん 160 g	
わかさぎの南蛮漬（主菜）	わかさぎ 50 g　　しょうゆ 3 g たまねぎ 30 g　　酢 6 g ピーマン 10 g　　酒 3 g にんじん 10 g　　砂糖 3 g かたくり粉 3 g　ごま油 1 g 油 5 g　　　　　赤とうがらし（少々）	① わかさぎは水洗いして水気をふき取る。 ② たまねぎ，にんじん，ピーマンは細めのせん切りにする。 ③ しょうゆ，酢，酒，砂糖に水を少々加え，一煮立ちさせる。 ④ ②と③とごま油，とうがらしを混ぜて冷やす。 ⑤ わかさぎにかたくり粉をまぶして，中温で揚げる。 ⑥ ⑤を④に漬け込む。 ⑦ 器に盛るときは，野菜を上からかけて盛り付ける。
茶碗蒸し（主菜）	鶏肉（もも皮なし） 20 g 　塩 0.1 g 　うすくちしょうゆ 1 g こえび 20 g かまぼこ 10 g 生しいたけ 10 g ゆりね 5 g ぎんなん（ゆで） 5 g（2粒） 根みつば 2 g （卵汁） 卵 40 g だし汁 100 g 塩 0.6 g うすくちしょうゆ 2 g	① えびは殻を外し，背わたを取り，かまぼこは薄切りにし，鶏肉は小指の先ぐらいに切り，塩とうすくちしょうゆを振っておく。 ② しいたけは軸を外し，半分に切り，ゆりねは小分けにほぐしておく。 ③ 卵を溶き，こして，だし汁，塩，うすくちしょうゆと合わせて，器に注ぐ。 ④ ①②とぎんなん，みつばを③に加える。 ⑤ 強火で3分，弱火で10～13分蒸す。
こまつなのごま浸し（副菜）	こまつな 50 g あたりごま 2 g しょうゆ 3 g	① こまつなは硬めにゆでて，冷水にさらし，小口切りにする。 ② あたりごまとしょうゆを混ぜ，こまつなを和える。

メタボリックシンドローム

メタボリックシンドローム

献立	1人分材料・分量（目安量）	作り方
夕 ごはん **主食**	ごはん 160g	
蒸し豚と野菜のごまみそかけ **主菜**	豚肉（もも）50g 　塩 0.2g 　こしょう（少々） 　酒（少々） 　しょうが（少々） なす 30g ブロッコリー 40g トマト 50g （ごまみそ） いりごま 5g みそ 15g ごま油 1g 砂糖（少々） しょうが（少々） だし汁 10g	① 豚肉は薄切りにし，塩，こしょう，酒，しょうが汁を振る。 ② ブロッコリーは小房に分け，色よくゆで，トマトはくし形に切る。なすは半月切りにして，ゆでる。 ③ ①を蒸し器に入れて蒸す。 ⑤ ごまをいって，みそ，ごま油，砂糖，しょうが汁，だし汁を加えてごまみそを作る。 ⑥ 器に豚肉，なす，ブロッコリー，トマトを盛り付け，ごまみそをかける。
キャベツの香り漬 **副菜**	キャベツ 50g 　塩 0.5g 青じそ 2g	① キャベツは5mm幅に切り，塩を振り，しんなりしたらしぼる。 ② しその葉はせん切りにする。 ③ 盛り付け前に，キャベツにしその葉を混ぜる。
ながいも短冊 **副菜**	ながいも 40g しょうゆ 3g わさび 1g	① ながいもは短冊切りにする。 ② わさびをしょうゆで溶いて，①にかける。

献立	1人分材料・分量（目安量）	作り方
間食 いちご	いちご 100g	
牛乳	牛乳 200g	

1日の栄養量

	E(kcal)	P(g)	F(g)	食物繊維(g)	食塩(g)
朝	438	14.3	6.7	10.4	2.6
昼	560	28.1	13.8	3.5	3.0
夕	483	21.9	8.7	6.2	3.1
間食	168	7.5	7.7	1.4	0.2
計	1,650	71.8	36.9	21.4	8.9

P：F：C　P 17.4　F 20.1　C 62.5　％

S：M：P ＝ 3.2：3.6：3.3（S：M：Pの算出法は，29ページ参照）

食事バランスガイド

「つ」(SV)
主食 1 2 3 4 5 6 7
副菜 1 2 3 4 5 6 7
主菜 1 2 3 4 5 6
牛乳・乳製品 2　1　1　2 果物

「つ」(SV)とはサービング（食事の提供量の単位）の略

食事計画献立例5

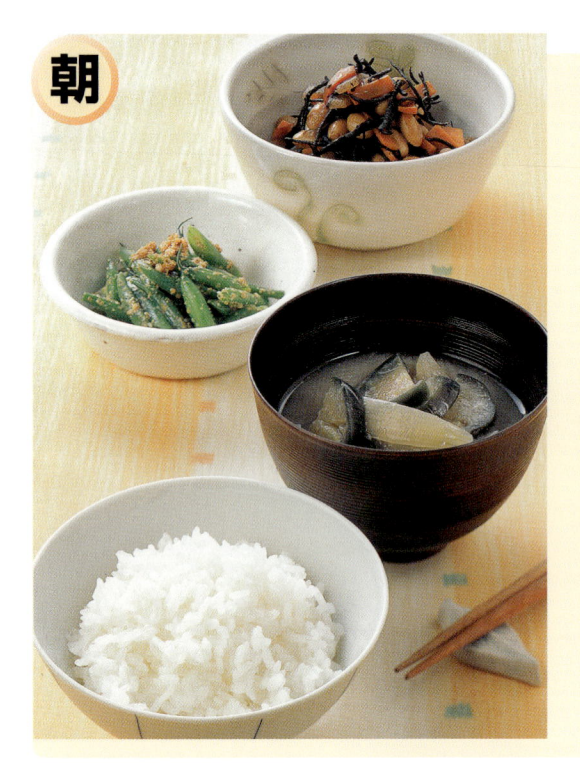

食事計画｜献立例 5　　1,600 kcal

朝

●大豆を中心に野菜を多くした朝食

主食	ごはん
汁	なすのみそ汁 *variation*　あさりのみそ汁　*p.56*
主菜	だいずとひじきのいり煮 *variation*　五目いり煮　*p.60*
副菜	さやいんげんのごま和え *variation*　かぼちゃのバター炒め　*p.57*

	E (kcal)	P (g)	F (g)	食物繊維 (g)	食塩 (g)
ごはん	269	4.0	0.5	0.5	0.0
なすのみそ汁	43	2.6	0.7	2.0	1.1
だいずとひじきのいり煮	112	6.7	5.0	7.0	1.0
さやいんげんのごま和え	15	1.0	0.6	0.8	0.4

昼

●料理の組合せによっては南蛮漬を焼き物に

主食	ごはん
主菜	わかさぎの南蛮漬 *variation*　あじの酢煮　*p.52*
主菜	茶碗蒸し *variation*　にらたまとじ　*p.53*
副菜	こまつなのごま浸し *variation*　しゅんぎくとしめじのお浸し　*p.59*

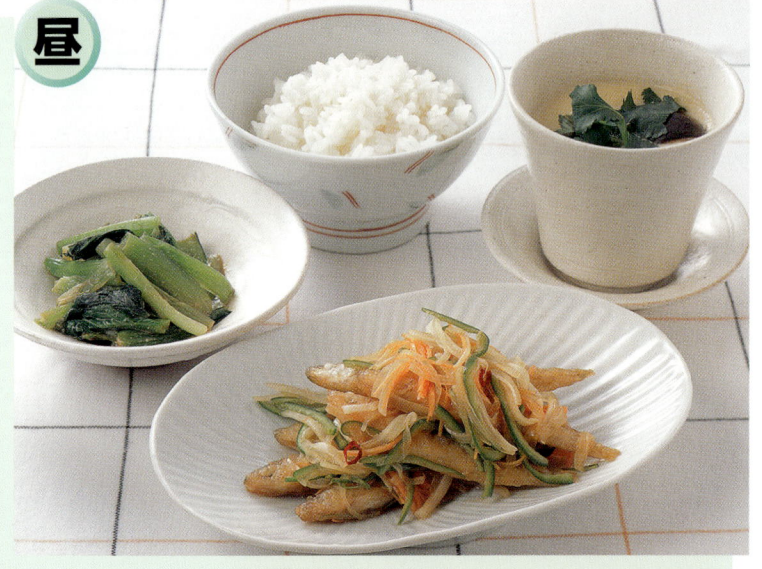

	E (kcal)	P (g)	F (g)	食物繊維 (g)	食塩 (g)
ごはん	269	4.0	0.5	0.5	0.0
わかさぎの南蛮漬	140	7.9	6.9	1.0	0.7
茶碗蒸し	130	14.8	5.2	0.8	1.8
こまつなのごま浸し	21	1.4	1.2	1.2	0.4

メタボリックシンドローム

夕

● 脂身の少ない豚肉をごまみそ風味で

主食	ごはん
主菜	蒸し豚と野菜のごまみそかけ *variation* ロールキャベツ p.50
副菜	キャベツの香り漬 *variation* ひじきの梅肉和え p.59
副菜	ながいも短冊 *variation* ながいもとりんごの酢の物 p.58

	E (kcal)	P (g)	F (g)	食物繊維 (g)	食塩 (g)
ごはん	269	4.0	0.5	0.5	0.0
蒸し豚と野菜のごまみそかけ	171	16.1	7.9	4.3	2.2
キャベツの香り漬	12	0.7	0.1	1.0	0.5
ながいも短冊	31	1.1	0.2	0.4	0.5

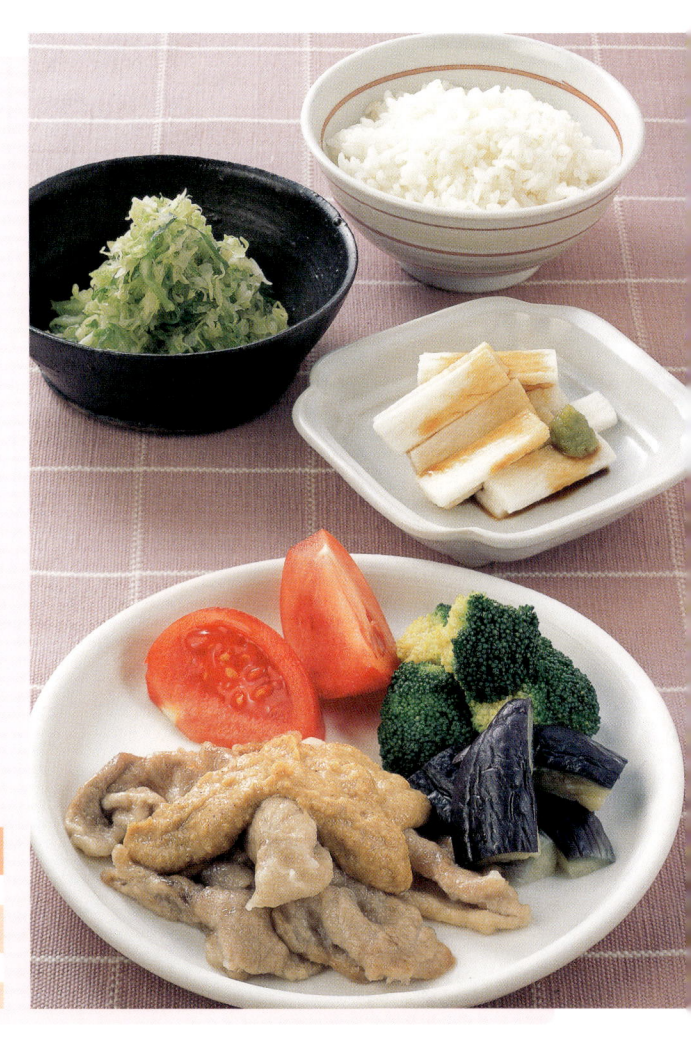

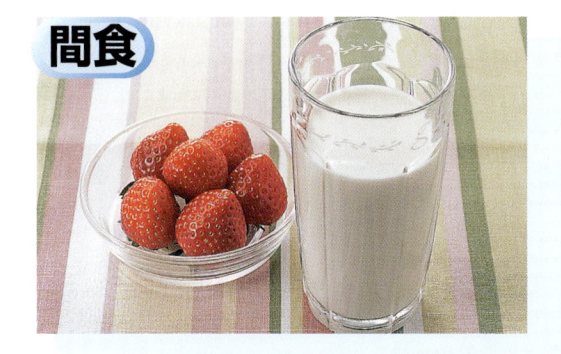

間食

間食	いちご 牛乳

	E (kcal)	P (g)	F (g)	食物繊維 (g)	食塩 (g)
いちご	34	0.9	0.1	1.4	0.0
牛乳	134	6.6	7.6	0.0	0.2

食事計画献立例5

組合せ料理例

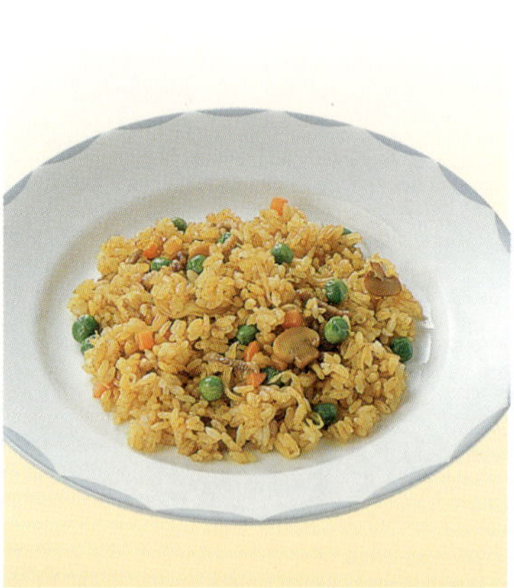

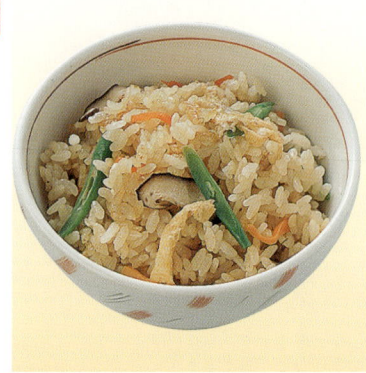

主食

油揚げ入り炊き込みごはん

材料・分量（目安量）

米	55 g	にんじん	10 g
水	80 g	生しいたけ	10 g
うすくちしょうゆ	3 g	さやいんげん	5 g
塩	0.5 g	油揚げ	3 g
酒	10 g		

作り方

① にんじんはせん切りに，しいたけは軸を取って薄切りにする。
② さやいんげんは5cmの長さに斜めに細く切り，塩ゆでする。
③ 油揚げは油抜きをして，薄切りにする。
④ 炊飯器に洗った米と①③と調味料を入れて炊く。
⑤ 炊き上がる直前に②を加える。

●油揚げは，熱湯にくぐらせ油抜きをします。

E(kcal)	P(g)	F(g)	食物繊維(g)	食塩(g)
227	4.6	1.5	1.0	1.0

カレーピラフ

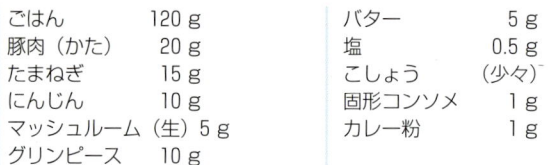

材料・分量（目安量）

ごはん	120 g	バター	5 g
豚肉（かた）	20 g	塩	0.5 g
たまねぎ	15 g	こしょう	(少々)
にんじん	10 g	固形コンソメ	1 g
マッシュルーム（生）	5 g	カレー粉	1 g
グリンピース	10 g		

作り方

① 豚肉は細切りにする。
② たまねぎは薄切りに，にんじんはさいの目に切る。
③ マッシュルームは薄切りにする。
④ バターを熱し，①～③，グリンピースとごはんを炒める。
⑤ 塩・こしょうで調味して，コンソメを加えて炒める。
⑥ 最後にカレー粉を加える。

●テフロン加工のフライパンを使用して油を節約します。

E(kcal)	P(g)	F(g)	食物繊維(g)	食塩(g)
299	8.2	6.5	2.1	1.1

オムライス

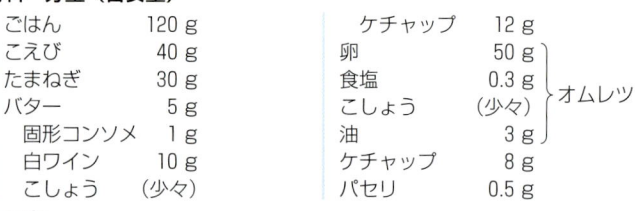

材料・分量（目安量）

ごはん	120 g	ケチャップ	12 g
こえび	40 g	卵	50 g ┐
たまねぎ	30 g	食塩	0.3 g │ オムレツ
バター	5 g	こしょう	(少々) │
固形コンソメ	1 g	油	3 g ┘
白ワイン	10 g	ケチャップ	8 g
こしょう	(少々)	パセリ	0.5 g

作り方

① えびは殻をむき，背わたを取り，3等分にする。
② たまねぎはみじん切りにする。
③ ①と②を，バターを熱したフライパンで炒め，ごはんを加えて炒める。
④ 調味料を加えて，ケチャップライスを作る。
⑤ オムレツを作り，④を包む。
⑥ 皿に盛り付け，ケチャップとパセリで飾る。

●卵が半熟の状態で，ケチャップライスをそっとのせます。

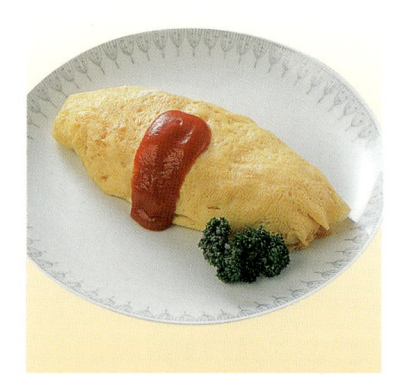

E(kcal)	P(g)	F(g)	食物繊維(g)	食塩(g)
420	17.4	12.8	1.2	1.9

冷やし中華

材料・分量（目安量）

中華めん（ゆで）	150 g	ごま	3 g
卵	25 g	ごま油	3 g
塩	0.2 g	酢	6 g
油	1 g	しょうゆ	10 g
プレスハム	35 g	塩	0.1 g
きゅうり	40 g	砂糖	3 g
もやし	30 g	中華だし	50 g
		からし	2 g

作り方
① 中華めんをゆで，冷水にさらし，ざるにあげる。
② ハムはせん切りに，卵は薄焼き卵にしてせん切りにする。
③ もやしはさっと湯がいて水気をきり，きゅうりはせん切りにする。
④ 中華だしと調味料とごまを合わせる。
⑤ ①に②③を盛り付け，④のたれをかけ，からしを添える。

●たれは砂糖を控えたうす味で。

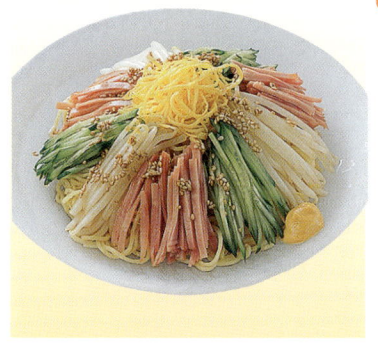

E(kcal)	P(g)	F(g)	食物繊維(g)	食塩(g)
395	18.7	11.0	3.2	3.2

レバーとピーマンの炒め煮

材料・分量（目安量）

鶏肉（レバー）	30 g	ピーマン	60 g
塩	0.5 g	しょうゆ	6 g
こしょう	（少々）	みりん	3 g
かたくり粉	3 g	砂糖	1.5 g
ごま油	1 g	トウバンジャン	（少々）

作り方
① ピーマンは種を取り，横1/4に切る。
② レバーは脂肪を除き，一口大に切り，熱湯にさっと通し，塩，こしょうを振り，かたくり粉をまぶす。
③ 鍋にごま油を熱し，①②を炒める。
④ しょうゆ，みりん，砂糖を加えて炒め，トウバンジャンを少量加える。

●鶏肉（レバー）は湯通しして臭みを取ります。

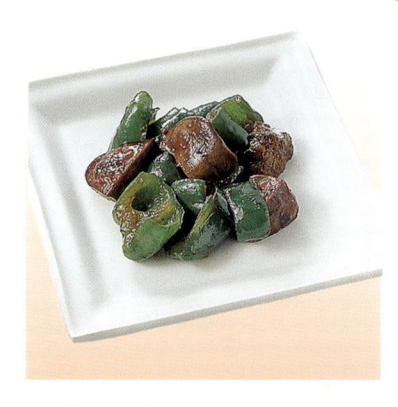

E(kcal)	P(g)	F(g)	食物繊維(g)	食塩(g)
83	6.7	2.1	1.4	1.4

豚肉の野菜巻き

材料・分量（目安量）

豚肉（もも脂身つき）	50 g	砂糖	3 g
にんじん	15 g	しょうゆ	6 g
さやいんげん	20 g	みりん	3 g
油	1 g	酒	3 g

作り方
① にんじんはせん切り，さやいんげんは筋を取り5cmに切る。
② ①をさっとゆでる。
③ 薄く切った豚肉に②をのせ，巻く。
④ 鍋に油を熱し，③を焼く。
⑤ 合わせ調味料を加えて，煮詰める。

●肉の巻き終わりを下にして焼きはじめます。

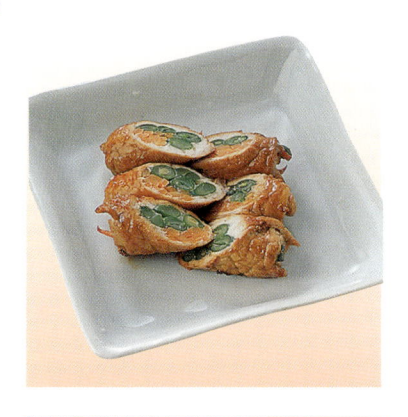

E(kcal)	P(g)	F(g)	食物繊維(g)	食塩(g)
137	11.2	6.1	0.9	0.9

組合せ料理例

組合せ料理例

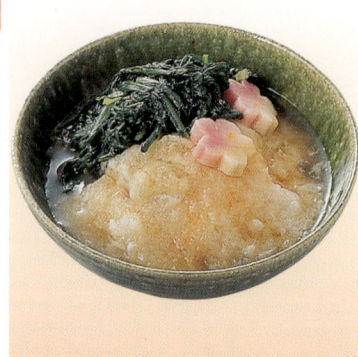

主菜

鶏肉のかぶら蒸し

材料・分量（目安量）

鶏肉（ささ身）	30 g	かぶ	40 g
絹ごし豆腐	50 g	卵白	5 g
生しいたけ	15 g	塩	0.3 g
しゅんぎく	30 g	うすくちしょうゆ	6 g
生ふ	10 g	みりん	3 g
		だし汁	30 g

作り方

① 絹ごし豆腐を食べやすい大きさに切る。
② 鶏肉は1口大に切る。
③ しゅんぎくは色よくゆで，しいたけは一口大に切る。
④ かぶはすりおろし，よく泡立てた卵白と塩を混ぜる。
⑤ 器に豆腐，ささ身，しいたけを入れ，上に④をのせ，8分中火で蒸す。
⑥ しゅんぎくと生ふを加えて，2分蒸す。
⑦ だし汁，しょうゆ，みりんを一煮立ちさせ，蒸し上がりにかける。

●鶏肉の代わりに白身魚を使ってもおいしくできます。

E(kcal)	P(g)	F(g)	食物繊維(g)	食塩(g)
107	13.0	2.0	2.3	1.4

ロールキャベツ

材料・分量（目安量）

キャベツ	120 g	塩	0.5 g
牛肉（ひき肉）	50 g	こしょう	（少々）
たまねぎ	30 g	ナツメグ	（少々）
油	1 g	固形コンソメ	1 g
食パン	5 g	塩	0.5 g
卵	15 g	ケチャップ	10 g
牛乳	10 g		

作り方

① キャベツは破らないようにはがして蒸す。
② たまねぎは，みじん切りにし，油でさっと炒める。
③ パンはみじん切りにする。
④ ②③と牛肉，牛乳，卵をよく混ぜ，塩，こしょう，ナツメグで味付けをする。
⑤ ①に④を入れて包み，楊枝で止める。
⑥ コンソメでスープを作り，塩で調味し，⑤を加え，弱火で煮含める。
⑦ 器に盛り，上にケチャップをかける。

●具に鶏肉と豆腐を使い，和風味にするとさらに低エネルギーです。

E(kcal)	P(g)	F(g)	食物繊維(g)	食塩(g)
217	14.2	11.0	2.9	1.9

豚肉のかいわれマリネ

材料・分量（目安量）

豚肉（もも脂なし）	50 g	中濃ソース	6 g	
しょうが	（少々）	油	3 g	合わせ調味料
かいわれだいこん	5 g	ケチャップ	6 g	
たまねぎ	30 g	サラダな	10 g	
		ミニトマト	40 g	

作り方

① 豚肉は薄切りにして，しょうが汁をしぼりかけ，熱湯でゆでる。
② たまねぎは薄切りにして水にさらし，かいわれだいこんは半分に切り，半分は飾り用にとる。
③ 合わせ調味料を作り，①②と混ぜ合わせる。
④ 器にサラダなを敷き，③を盛り付け，かいわれだいこんとミニトマトを飾る。

●合わせ調味料の油は控え目に。

E(kcal)	P(g)	F(g)	食物繊維(g)	食塩(g)
142	11.9	6.1	1.5	0.6

メタボリックシンドローム

ぶりの照り焼き

材料・分量（目安量）

ぶり	70 g	（たれ）	
しょうが（酢漬）	10 g	しょうゆ	4 g
		みりん	4 g

作り方

① ぶりの切り身をしょうゆとみりんを合わせた液に漬け，焼く。
② 焼けたら器に盛り，しょうがの酢漬を横に添える。

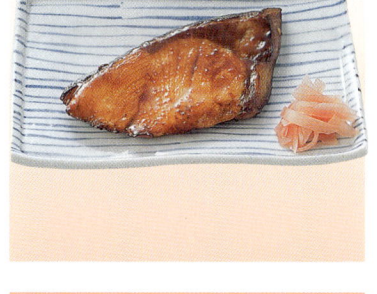

● 油をあまり使用しない野菜料理と組合せて。

E(kcal)	P(g)	F(g)	食物繊維(g)	食塩(g)
194	15.3	12.4	0.2	1.4

さけのムニエル

材料・分量（目安量）

さけ（生）	70 g	ほうれんそう	50 g
塩	0.5 g	しめじ	20 g
こしょう	（少々）	油	2 g
小麦粉	5 g	塩	0.2 g
バター	1 g	こしょう	（少々）
油	1 g	レモン	5 g

作り方

① さけに塩，こしょうをし，小麦粉で衣を薄く付ける。
② フライパンにバターと油を熱し，①を皮側から焼き，中火で両面焼く。
③ ほうれんそうは塩ゆでして，3cmの長さに切り，かたくしぼる。
④ しめじは石づきを除く。
⑤ 油を熱したフライパンで③④を炒め，塩，こしょうを振る。
⑥ 器に②を盛り，⑤のソテーを付け合わせ，レモンを添える。

● 油を控えているので，焦げ付かないように中火で焼きます。

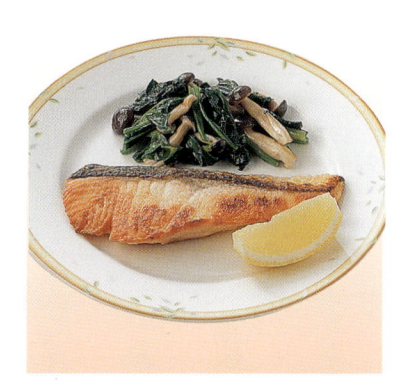

E(kcal)	P(g)	F(g)	食物繊維(g)	食塩(g)
166	17.8	7.4	2.5	0.8

八宝菜

材料・分量（目安量）

こえび	30 g	乾しいたけ	1.5 g	（合わせ調味料）	
するめいか	20 g	はくさい	60 g	中華だし	40 g
豚肉（もも脂身つき）	20 g	長ねぎ	5 g	しょうゆ	6 g
しょうが	（少々）	しょうが	4 g	塩	0.5 g
酒	（少々）	さやえんどう	8 g	酒	3 g
にんじん	20 g	油	5 g	砂糖	1 g
たけのこ（水煮缶詰）	20 g	かたくり粉	1 g		

作り方

① えびは皮をむき，いかは一口大のかのこ切りにする。
② 豚肉は薄切りにし，しょうが汁，酒を少々振りかけておく。
③ 野菜は一口大に切りそろえておく。
④ 鍋に油を熱し，薄切りにしたしょうがとねぎを先に炒めて風味を出す。
⑤ ①〜③を順に炒め，合わせ調味料を加える。
⑥ 煮立ったらかたくり粉でとろみを付ける。

● 油の使用量を減らすことが低エネルギー食のポイントです。

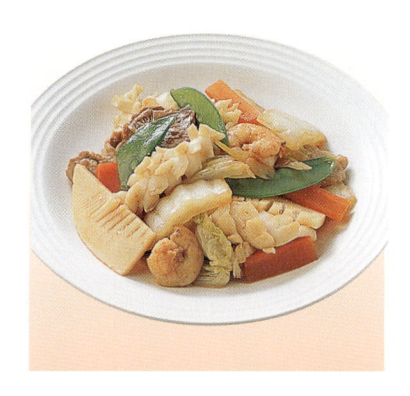

E(kcal)	P(g)	F(g)	食物繊維(g)	食塩(g)
170	15.9	7.6	2.8	1.8

組合せ料理例

組合せ料理例

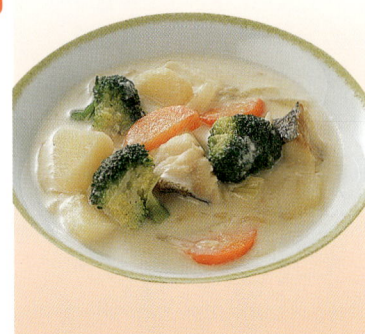

主菜

たらのシチュー

材料・分量（目安量）

まだら	70 g	油	5 g
じゃがいも	70 g	小麦粉	3 g
にんじん	30 g	固形コンソメ	0.5 g
セロリー	20 g	水	100 g
ブロッコリー	30 g	牛乳	100 g
たまねぎ	50 g	塩	1 g
		こしょう	0.3 g

作り方

① じゃがいも，にんじんは5mmの厚さに切る。
② セロリーは5cmの短冊切りにし，ブロッコリーはゆでる。
③ 鍋に油を熱し，薄切りのたまねぎを炒め，小麦粉を加えて炒める。
④ ③に①②を入れて炒め，ブイヨンのスープで弱火で煮る。
⑤ 軟らかくなったら一口大に切ったたらとブロッコリー，牛乳を加える。
⑥ 塩，こしょうで調味する。

● たらは身がくずれやすいので注意しましょう。

E(kcal)	P(g)	F(g)	食物繊維(g)	食塩(g)
276	19.2	9.4	4.2	1.6

あじの酢煮

材料・分量（目安量）

あじ	70 g	砂糖	2 g
長ねぎ	30 g	酢	10 g
しょうが	（少々）	しょうゆ	6 g
昆布	1 g	だし汁	50 g

作り方

① あじはえらと腹わた，ぜいごを除いて洗い，水気をふく。
② ねぎは3cmの長さに切り，しょうがは薄切りと細切りにする。
③ 昆布は水に漬けてしんなりさせる。
④ 鍋に調味料とだし汁を入れて煮立てる。
⑤ ③を敷き，①としょうがの薄切りを入れ，紙ぶた弱火で30分煮る。
⑥ 途中でねぎを加えて煮る。
⑦ 器にあじとねぎを盛り，細切りにした鍋のこんぶとしょうがをのせる。

● あじは弱火でじっくり煮ます。

E(kcal)	P(g)	F(g)	食物繊維(g)	食塩(g)
112	15.4	2.5	0.9	1.2

まぐろといかの刺し身

材料・分量（目安量）

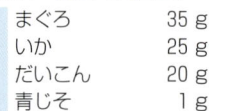

まぐろ	35 g	わさび・練り	2 g
いか	25 g	たまりしょうゆ	6 g
だいこん	20 g		
青じそ	1 g		

作り方

① まぐろはそぎ切りにし，いかはかのこ切りにする。
② だいこんは細かいせん切りにする。
③ 器に盛り付け，しその葉を飾る。

● 低エネルギーのため，まぐろは赤身を使用します。

E(kcal)	P(g)	F(g)	食物繊維(g)	食塩(g)
82	14.7	1.0	0.4	1.1

にらたまとじ

材料・分量（目安量）

卵	50 g	しょうゆ	6 g
にんじん	10 g	みりん	3 g
にら	30 g	だし汁	50 g
えのきたけ	20 g		

作り方
① 卵はほぐしておく。
② えのきたけは根を切り，半分に切り，にらは3cmに切る。
③ にんじんは薄く短冊切りにする。
④ 鍋にだし汁を入れ，火にかけ，しょうゆとみりんで味つけし，煮立ったら②③を入れる。
⑤ 煮えてきたら火を止め，①を流し入れ，蒸らす。

● 油を使わない，にらと卵の料理です。

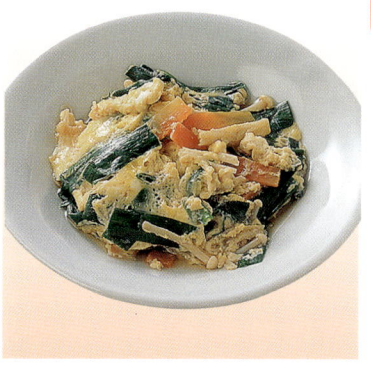

E(kcal)	P(g)	F(g)	食物繊維(g)	食塩(g)
103	8.0	5.3	1.9	1.1

スクランブルエッグ

材料・分量（目安量）

卵	50 g
バター	3 g
ミニトマト	10 g
レタス	20 g

作り方
① 卵はほぐしておく。
② フライパンにバターを熱し，卵がばらばらになるように焼く。
③ 器にレタスと半分に切ったミニトマトを飾る。

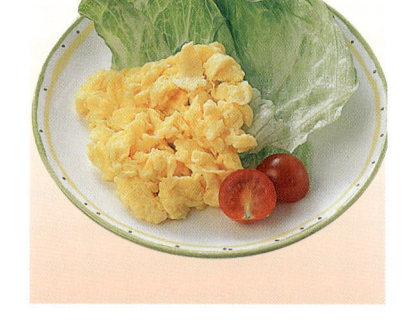

● 卵をかき混ぜすぎないように，半熟が少し残る程度で仕上げます。

E(kcal)	P(g)	F(g)	食物繊維(g)	食塩(g)
103	6.4	7.6	0.4	0.3

オムレツ

材料・分量（目安量）

卵	50 g	バター	1 g
牛乳	5 g	パセリ	0.5 g
塩	0.2 g		
こしょう	（少々）		

作り方
① 卵はほぐして，牛乳を加える。
② 塩，こしょうで先に調味しておく。
③ フライパンにバターを熱し，①を流し入れる。
④ 固まらないように，軽く混ぜながら焼く。
⑤ 半熟に近くなったら，フライパンの片側に集めて，形を整える。
⑥ 皿に盛り，刻んだパセリを散らす。

● 卵は卵黄と卵白が混じり合う程度にかるく箸でほぐします。

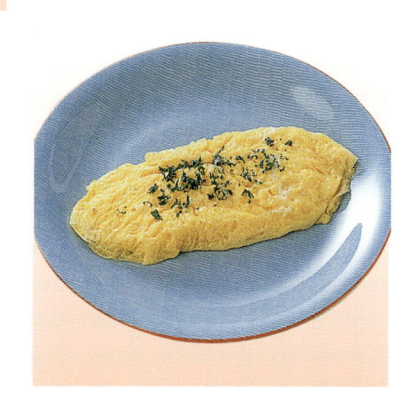

E(kcal)	P(g)	F(g)	食物繊維(g)	食塩(g)
87	6.3	6.2	0.0	0.4

組合せ料理例

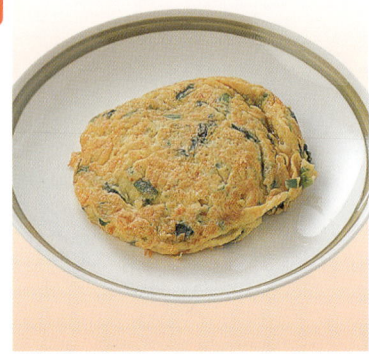

主菜

かに玉

材料・分量（目安量）

卵	50 g	塩	0.3 g
かに（缶詰）	50 g	こしょう	（少々）
ほうれんそう	30 g	油	3 g

作り方
① 卵はほぐしておく。
② かには身をほぐして，ほうれんそうは色よくゆでておく。
③ ①に②を加え，混ぜる。
④ 鍋に油を熱し，塩，こしょうをして③を焼く。

E(kcal)	P(g)	F(g)	食物繊維(g)	食塩(g)
146	15.0	8.5	0.8	1.3

● 油が少ないので焦げないように。火を強くし過ぎないようにしましょう。

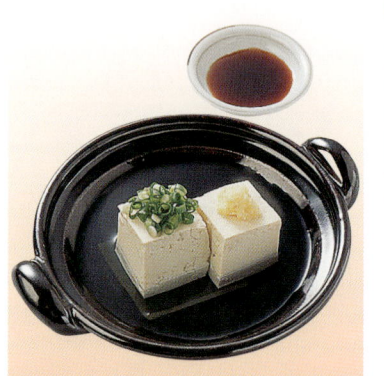

湯豆腐

材料・分量（目安量）

木綿豆腐	100 g	しょうが	2 g
だし昆布	（少々）	しょうゆ	6 g
万能ねぎ	3 g		

作り方
① 豆腐を長方形または立方体に切っておく。
② 昆布の真ん中に切り込みを入れておく。
③ 鍋に水と②を入れ，火にかける。
④ 温まってきたら①を入れ，火を通す。
⑤ 万能ねぎとおろしたしょうがを薬味にする。

E(kcal)	P(g)	F(g)	食物繊維(g)	食塩(g)
78	7.1	4.2	0.5	0.9

● 夏場は冷やっこでいただきます。

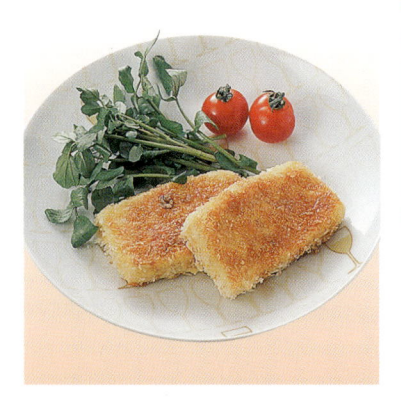

豆腐のパネソテー

材料・分量（目安量）

木綿豆腐	100 g	油	5 g
小麦粉	5 g	クレソン	5 g
卵	3 g	ミニトマト	10 g
パン粉	5 g	ウスターソース	5 g

作り方
① 豆腐は薄く2枚に切り，水きりしておく。
② ①に小麦粉，卵，パン粉を付け，油を引いたフライパンで焼く。
③ 器に②をのせ，野菜を飾り，ソースをかける。

E(kcal)	P(g)	F(g)	食物繊維(g)	食塩(g)
164	8.1	9.8	0.9	0.5

● ボリュームがあり，主菜として使えます。

豆腐とにらの炒め物

材料・分量（目安量）

木綿豆腐	100 g	しょうが	（少々）
にんじん	10 g	中華だし	15 g
にら	50 g	砂糖	5 g
豚・ひき肉	20 g	酒	5 g
ごま油	3 g	しょうゆ	9 g
赤とうがらし	（少々）	かたくり粉	3 g

作り方
① 豆腐は縦半分，横1cmに切り，水気をきる。
② にんじんは3cmの長さの短冊切りにし，にらも3cmの長さに切る。
③ 鍋にごま油，赤とうがらし，しょうがを入れて熱する。
④ 豚ひき肉と②を炒め，①を加えた後，中華だし，調味料を加える。
⑤ 最後に水溶きかたくり粉でとろみを付ける。

●油は少量のごま油のみを使用します。

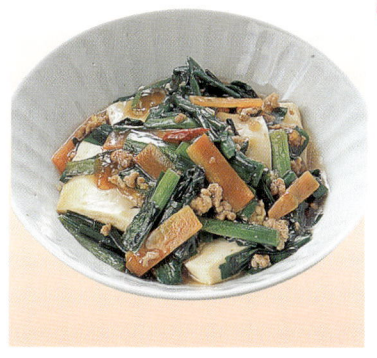

E(kcal)	P(g)	F(g)	食物繊維(g)	食塩(g)
199	12.1	10.4	2.0	1.4

麻婆豆腐

材料・分量（目安量）

木綿豆腐	100 g	中華だし	25 g
豚・ひき肉	20 g	しょうゆ	6 g
長ねぎ	5 g	酒	6 g
にんにく	1 g	テンメンジャン	5 g
しょうが	1 g	トウバンジャン	1 g
ごま油	3 g	かたくり粉	1 g

作り方
① 豆腐は2cm角に切り，水気をきって，ざるに上げておく。
② 中華だし，しょうゆ，酒，テンメンジャン，トウバンジャンを混ぜる。
③ フライパンにごま油とにんにく，しょうがを熱する。
④ 豚肉を加えたら強火にし，よく炒め合わせる。
⑤ 肉の色が変わったら，②を加えて，味をなじませる。
⑥ ④に①を入れ，小口切りにした長ねぎを加え弱火で煮て，水溶きかたくり粉でとろみを付ける。器に盛り，みじん切りにしたねぎを散らす。

●あまりピリ辛にし過ぎないように。

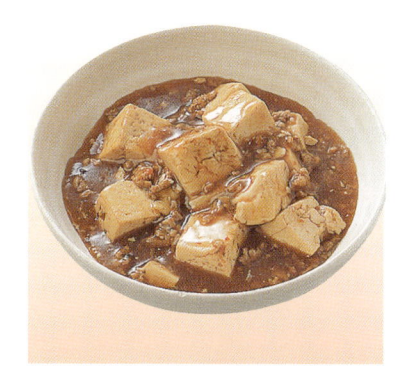

E(kcal)	P(g)	F(g)	食物繊維(g)	食塩(g)
173	11.6	10.4	0.9	1.4

豆腐のあんかけ

材料・分量（目安量）

木綿豆腐	50 g	しょうゆ	3 g
（あんかけ）		みりん	3 g
しめじ	10 g	しょうが	2 g
えのきたけ	5 g	かたくり粉	2 g
だし汁	30 g	切りみつば	5 g
塩	0.1 g		

作り方
① 豆腐は水気をきり，厚みを2枚に切り，きのこ類は根元を切り落とし，ほぐしておく。
② ①をだし汁で煮て，塩，しょうゆ，みりんで調味し，しょうがのすりおろしを入れる。
③ かたくり粉でとろみを付け，豆腐にかけ，細かく切ったみつばを飾る。

●しょうがのすりおろしがアクセント。

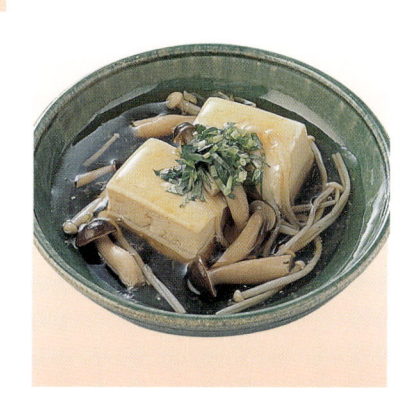

E(kcal)	P(g)	F(g)	食物繊維(g)	食塩(g)
57	4.2	2.2	0.9	0.6

組合せ料理例

汁

かぼちゃのポタージュ

材料・分量（目安量）

かぼちゃ	80 g	固形コンソメ	2 g
牛乳	100 g	水	80 g
		生クリーム	10 g

作り方
① かぼちゃは皮をむき，薄切りにし，水にコンソメを加えて軟らかくなるまで煮る。
② 軟らかくなったら，牛乳とミキサーにかける。
③ ②を鍋に移し，火にかけ，生クリームを加える。

● クリームぬきにすれば，40 kcal減らせます。

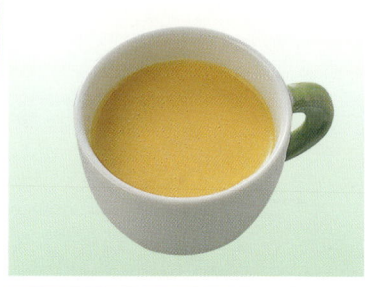

E(kcal)	P(g)	F(g)	食物繊維(g)	食塩(g)
185	5.4	8.3	2.8	1.0

あさりのみそ汁

材料・分量（目安量）

あさり（殻つき）	75 g（正味 30 g）
だし汁	120 g
赤みそ	7 g

作り方
① あさりは砂を吐かせる。
② 鍋にだし汁を入れ，火にかけ，あさりを入れる。
③ 火が通ったら，みそを加える。

● あさりはたっぷり入れても低エネルギーです。

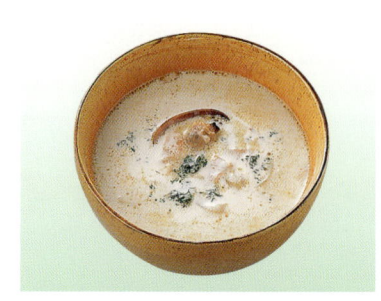

E(kcal)	P(g)	F(g)	食物繊維(g)	食塩(g)
24	3.1	0.5	0.3	1.7

あさりのチャウダー

材料・分量（目安量）

あさり（殻つき）	15 g	たまねぎ	20 g	塩	1 g
（正味6 g）		バター	3 g	こしょう	（少々）
ベーコン	5 g	固形コンソメ	0.5 g	生クリーム	5 g
じゃがいも	40 g	水150 g，牛乳100 g		パセリ	0.5 g

作り方
① あさりは砂を吐かせる。ベーコンは5 mm幅に切る。
② じゃがいもは2 cmの角切りにし，たまねぎは薄切りにする。
③ 鍋にバターを熱し，ベーコンとたまねぎを炒め，じゃがいも，あさり，コンソメを加え煮る。牛乳を加え，塩，こしょうで調味する。
④ 最後に生クリームを加え，パセリを浮かべる。

● ベーコン，クリームぬきにすれば，40 kcal減らせます。

E(kcal)	P(g)	F(g)	食物繊維(g)	食塩(g)
171	5.4	10.4	0.9	1.6

豆腐と根菜の薄くず仕立て

材料・分量（目安量）

木綿豆腐	20 g	万能ねぎ	5 g	塩	0.5 g
こんにゃく	20 g	だし汁	120 g	かたくり粉	2 g
にんじん	10 g	うすくちしょうゆ	5 g		
だいこん	30 g				

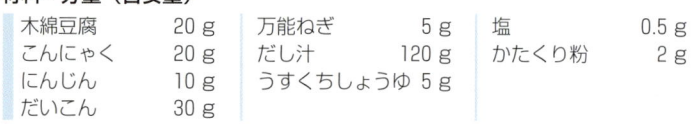

作り方
① こんにゃくは薄切りにする。
② だいこんとにんじんは，短冊切りにする。
③ 鍋にだし汁を入れ，火にかけ，②を入れる。
④ 一口大にした豆腐とこんにゃくを加える。塩，しょうゆで調味して，水溶きかたくり粉でとろみを付ける。椀に盛り，万能ねぎを飾る。

● 野菜を多くしたいときの一品です。

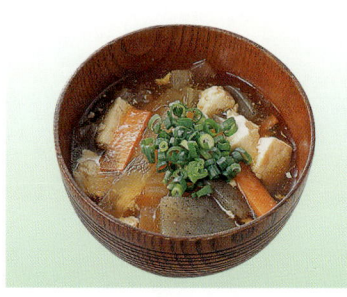

E(kcal)	P(g)	F(g)	食物繊維(g)	食塩(g)
38	2.3	0.9	1.3	1.4

副菜

かぼちゃのバター炒め

材料・分量（目安量）

かぼちゃ	60 g
しょうゆ	1 g
バター	3 g

作り方
① かぼちゃは5mm幅に切る。
② 鍋にバターを熱し、①を炒める。
③ 仕上げにしょうゆをかける。

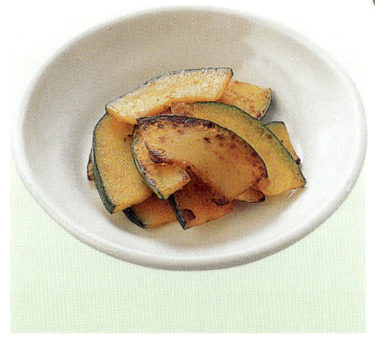

● バターは控え目に、しょうゆの風味で焼きます。

E(kcal)	P(g)	F(g)	食物繊維(g)	食塩(g)
78	1.2	2.6	2.1	0.2

含め煮

材料・分量（目安量）

こんにゃく	20 g	だし汁	70 g
ふき	20 g	塩	0.2 g
たけのこ（ゆで）	30 g	うすくちしょうゆ	3 g
にんじん	10 g	みりん	6 g
さやえんどう	5 g		

作り方
① ふきはゆがいて皮をむき、水に放して5cmの長さに切る。
② にんじんは5cmの短冊切りに、たけのこは薄切りにする。
③ こんにゃくは薄切りにし、中央に切り込みを入れてねじる。
④ さやえんどうは筋を取り、半分に切る。
⑤ 鍋にだし汁を入れ、①②③を順に加え、5分煮たら調味をしてさらに煮る。
⑥ 出来上がり直前に④を加える。

● 砂糖は使わず、しょうゆとみりんでうす味に仕上げます。

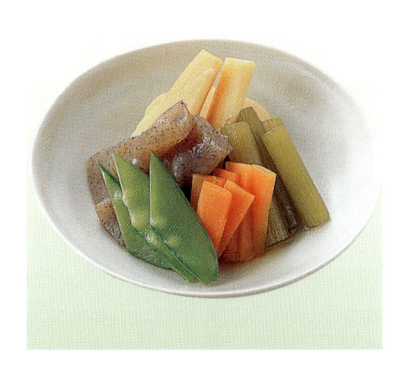

E(kcal)	P(g)	F(g)	食物繊維(g)	食塩(g)
35	1.7	0.1	2.1	0.8

なます

材料・分量（目安量）

だいこん	80 g	酢	4 g
にんじん	10 g	砂糖	2 g
塩	0.8 g	ごま	2 g

作り方
① だいこんとにんじんはせん切りにする。
② ①を塩もみして、水気をしぼる。
③ 酢と砂糖で甘酢を作り、②と和え、最後にごまをかける。

● 砂糖も酢も減らした、ほど良いバランスの甘酢です。

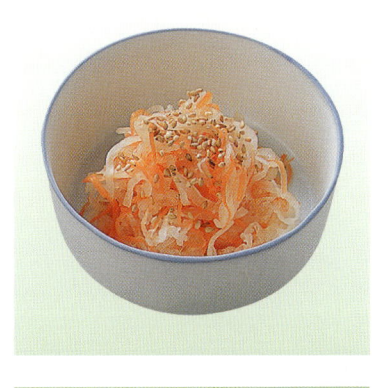

E(kcal)	P(g)	F(g)	食物繊維(g)	食塩(g)
39	0.9	1.2	1.6	0.8

組合せ料理例

組合せ料理例

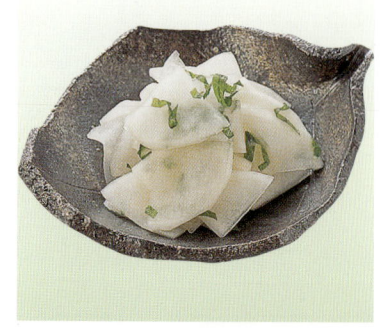

副菜

かぶの即席漬

材料・分量（目安量）
かぶ	40 g
塩	0.5 g
青じそ	0.5 g

作り方
① かぶは食べやすい大きさのいちょう切りにする。
② ①に塩を振り，20分漬ける。
③ ②の水気をきり，青じそのせん切りを混ぜて，器に盛る。

E(kcal)	P(g)	F(g)	食物繊維(g)	食塩(g)
8	0.3	0.0	0.6	0.5

●青じその風味で。時にはゆずや七味とうがらしを使ってバリエーションを。

ながいもとりんごの酢の物

材料・分量（目安量）
ながいも	60 g	砂糖	2 g	⎫ 甘酢
りんご	20 g	酢	5 g	⎭
		あおのり	（少々）	

作り方
① ながいもは皮をむき，4～5 cmの長さの短冊切りにし，甘酢に漬ける。
② りんごは所々皮をむき，短冊切りにし，甘酢に漬ける。
③ ①②の水気をきって器に盛り，あおのりをかける。

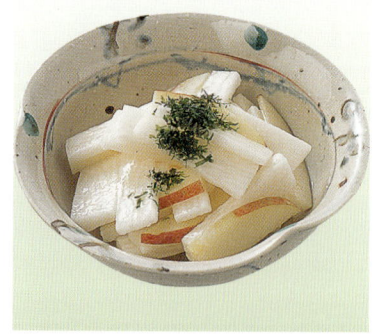

E(kcal)	P(g)	F(g)	食物繊維(g)	食塩(g)
60	1.4	0.2	1.0	0.0

●ながいもだけでもおいしい一品です。

ブロッコリーサラダ

材料・分量（目安量）
ブロッコリー	70 g	酢	2 g	
たまねぎ	10 g	塩	0.5 g	
ホースラディシュ	10 g	オリーブ油	3 g	

作り方
① ブロッコリーは小房に分けてゆでる。
② たまねぎ，ホースラディシュはみじん切りにする。
③ 酢に塩を混ぜ，オリーブ油を入れて泡立器で撹拌してドレッシングを作り，②と合わせる。
④ ブロッコリーに③をかける。

E(kcal)	P(g)	F(g)	食物繊維(g)	食塩(g)
63	3.4	3.4	4.1	0.6

●ドレッシングを少なくして低エネルギーの一品を。

副菜

こまつなの磯和え

材料・分量（目安量）
- こまつな　　　　60 g
- 刻みのり　　　　1 g
- うすくちしょうゆ　3 g

作り方
① こまつなはゆでて，水に取り，水気をしぼり，3 cmの長さに切る。
② 刻みのりと混ぜ合わせてしょうゆをかける。

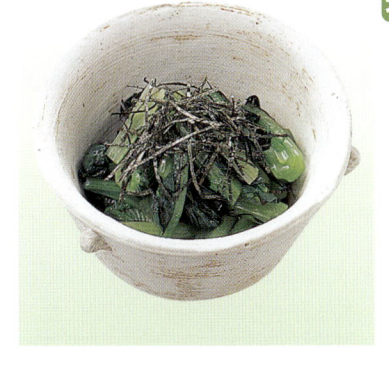

●さらに減塩したいときは，だし割りしょうゆを使います。

E(kcal)	P(g)	F(g)	食物繊維(g)	食塩(g)
12	1.5	0.2	1.5	0.5

ひじきの梅肉和え

材料・分量（目安量）
- ひじき　　　　5 g
- きゅうり　　　10 g
- ホースラディシュ　10 g
- 梅干し　　　　3 g
- うすくちしょうゆ　3 g

作り方
① ひじきは水に漬けて戻し，熱湯に通した後，冷まして2 cmに切る。
② きゅうり，ホースラディシュは薄い輪切りにする。
③ 梅干しから種を外し，しょうゆでのばし，①②を和える。

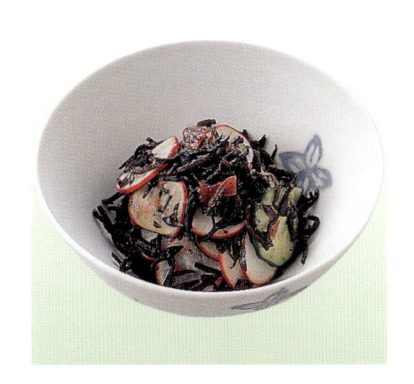

●市販のねり梅（梅びしお）を使うと簡単にできます。

E(kcal)	P(g)	F(g)	食物繊維(g)	食塩(g)
19	1.1	0.1	3.2	1.3

しゅんぎくとしめじのお浸し

材料・分量（目安量）
- しゅんぎく　　50 g
- しめじ　　　　30 g
- かつお節　　　0.5 g
- うすくちしょうゆ　3 g

作り方
① しゅんぎくは軽くゆでて，水にさらして水気をきり，3 cmの長さに切る。
② しめじは石づきを取り，ゆでて，水気をきる。
③ ①，②を合わせて，しょうゆ，かつお節と和える。

●さらに減塩したいときは，減塩しょうゆを使います。

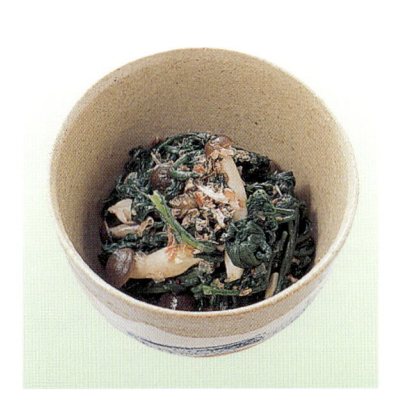

E(kcal)	P(g)	F(g)	食物繊維(g)	食塩(g)
20	2.5	0.3	2.7	0.6

組合せ料理例

組合せ料理例

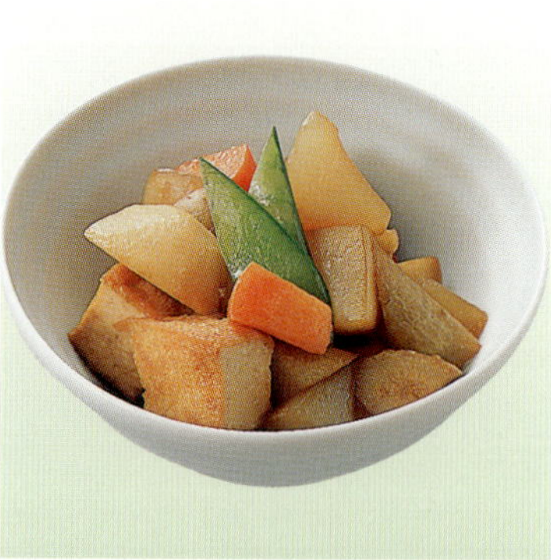

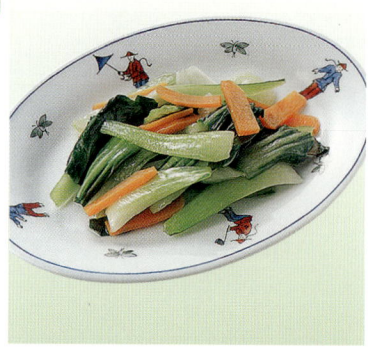

副菜

チンゲンサイのソテー

材料・分量（目安量）

チンゲンサイ	80 g	塩	0.5 g
にんじん	10 g	こしょう	（少々）
油	3 g		

作り方
① チンゲンサイは茎を4cm長さに切りさらに1/2～1/3等分にし，葉の部分はざく切りにする。
② にんじんは短冊切りにする。
③ 鍋に油を熱し，②と①の茎部分を入れて炒める。
④ 葉の部分を加えて炒め，調味する。

E(kcal)	P(g)	F(g)	食物繊維(g)	食塩(g)
39	0.5	3.1	1.2	0.6

●少量の油で仕上げるのがポイントです。

五目いり煮

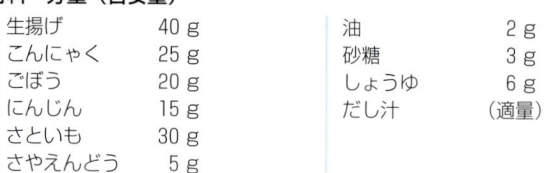

材料・分量（目安量）

生揚げ	40 g	油	2 g
こんにゃく	25 g	砂糖	3 g
ごぼう	20 g	しょうゆ	6 g
にんじん	15 g	だし汁	（適量）
さといも	30 g		
さやえんどう	5 g		

作り方
① 生揚げは1cm幅に切り，半分に切る。
② 野菜とこんにゃくはすべて乱切りにし，下ゆでしておく。
③ 鍋に油を熱し，さやえんどう以外の野菜をだし汁を加え炒める。
④ 火が通ったら調味料を加えて，汁が少し残る程度に煮詰める。
⑤ さやえんどうを加えて器に盛る。

E(kcal)	P(g)	F(g)	食物繊維(g)	食塩(g)
133	5.8	6.6	3.2	0.9

●少量の油，砂糖，しょうゆでうす味に。保存食として手軽な一品です。

なすとほうれんそうのごま和え

材料・分量（目安量）

なす	50 g	うすくちしょうゆ	4 g
ほうれんそう	30 g	砂糖	3 g
すりごま	5 g		

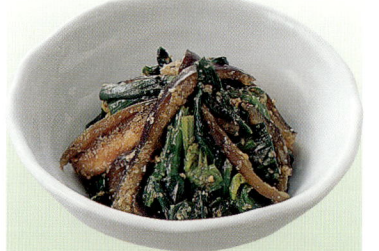

作り方
① なすはへたを落としてゆでて，4～6つにさく。
② ほうれんそうはゆでて水に取り，水気をしぼって，3cmの長さに切る。
③ ①②を合わせて，ごま，調味料と和える。

E(kcal)	P(g)	F(g)	食物繊維(g)	食塩(g)
61	2.5	2.9	2.6	0.6

●ごまの風味がポイントですが，ごまを多くし過ぎないようにしましょう。

動脈硬化症

動脈硬化症の医学 62
医師：田中　明（女子栄養大学）

栄養食事療法 69
管理栄養士：岩本珠美（県立広島大学）

食事計画｜献立例 74
管理栄養士：岩本珠美（県立広島大学）

組合せ料理例 94
管理栄養士：岩本珠美（県立広島大学）

動脈硬化症の医学

I. 動脈硬化症の概要

　動脈硬化症には大きく，①中膜硬化，②細動脈硬化，③粥状（アテローム）硬化の3種類があります。これらは，原因も発症する疾患も全く異なります。①中膜硬化は大動脈瘤，②細動脈硬化は慢性腎硬化症，脳出血，ラクナ梗塞，③粥状硬化は心筋梗塞，狭心症，一過性脳虚血発作，下肢動脈硬化症などを起こします。

動脈壁の構造
　大動脈などの太い動脈の動脈壁は，内側から内膜，中膜，外膜の3層からなります。内膜は最も薄い層で，内腔面は単層の内皮細胞が並び，その周りを弾性に富む内弾性板が囲んでいます。中膜は厚い筋（平滑筋）層で，平滑筋細胞の間を多量の弾性線維が埋めています。中膜の弾性線維は動脈の弾性を保ち，平滑筋は動脈の拡張，収縮を調節しています。外膜は中膜を囲んでいます（図1）。

❶ 中膜硬化

1．中膜硬化とは
　中膜硬化は，太い動脈の中膜に線維の増加や石灰沈着が起こります。その結果，動脈内腔は狭くなりませんが，動脈の弾力性は低下して高血圧の原因となります。中膜硬化は老化現象と考えられ，大動脈瘤や上肢の皮下動脈の蛇行が起こります。

2．大動脈瘤
　中膜硬化が原因で，腹部・胸部大動脈の大動脈瘤が発症します。胸部大動脈瘤は弓部から下行大動脈，腹部大動脈瘤は腎動脈の分岐部より末梢が好発

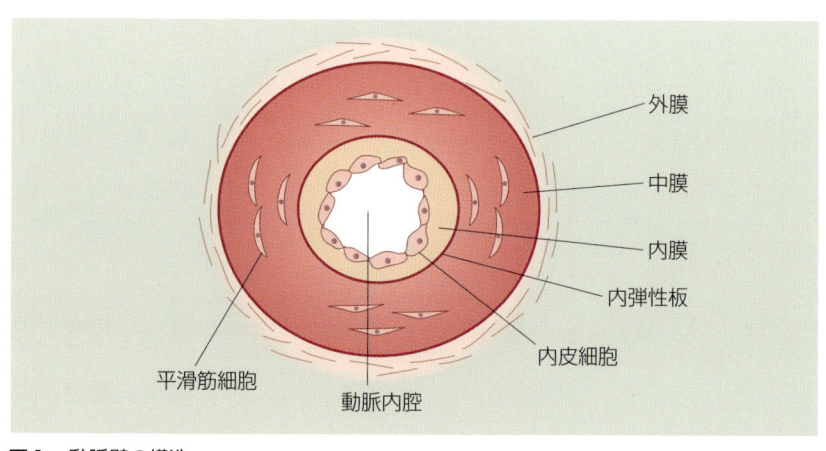

図1　動脈壁の構造

部位です。わが国では高齢者人口の増加に伴い増加しています。

　大動脈瘤は無症状で経過しますが，胸部 X 線撮影で大動脈弓部の石灰化や CT スキャンで大動脈の石灰化を認め発見されます。腹部大動脈瘤は腹部に動脈拍動を触れて発見されます。大動脈瘤は瘤の径が 5 cm を超えると破裂する[*1]頻度が高くなります。また，動脈瘤の内膜と中膜との間で剥離を生じ，その隙間に血流が侵入し解離性大動脈瘤を起こすことがあります。高血圧は大動脈瘤を進展させますので，血圧の管理が重要です。

*1 大動脈瘤破裂という。

❷ 細動脈硬化

1．細動脈硬化とは

　動脈の直径が 100 μm 以下の細い動脈で，内膜の変性や中膜の線維増加を認めます。その結果，細動脈内腔の狭窄化による血流障害や外膜が薄いために小動脈瘤を生じます。これらの変化は高血圧が原因となります。

2．腎細動脈硬化（慢性腎硬化症）

　腎細動脈の細動脈硬化による慢性的な血流障害のために，最終的に腎不全に陥ります。これを慢性腎硬化症[*2]といいます。高血圧が原因であり，その管理が重要です。

*2 腎透析導入の原因疾患として高頻度で増加している。

3．脳細動脈硬化（脳出血，ラクナ梗塞）

　脳の細動脈（脳穿通枝）に発生する小動脈瘤の破裂により脳出血を起こします。高血圧が最大のリスクとなります。わが国では，脳出血は著しく減少しています。

　ラクナ梗塞は，脳の細動脈（脳穿通枝）の小動脈瘤内の血栓により生じる梗塞で，脳の MRI や CT スキャン検査で 1.5 cm 未満の多発する小梗塞巣像を認めます。ラクナ梗塞の増加は脳血管性痴呆の原因となります。

❸ 粥状（アテローム）硬化

1．粥状（アテローム）硬化とは

　中～大動脈の内膜にコレステロールが沈着して粥腫（アテローマ）[*3]を生成するタイプです。粥腫は動脈の狭窄を起こします。心臓を栄養する冠動脈は心筋梗塞，狭心症，脳動脈は脳血栓，下肢の動脈は下肢動脈硬化症を起こします。

*3 マクロファージに取り込まれたコレステロールが内膜下に沈着したもの。

2．冠動脈硬化

　冠動脈は心臓に栄養と酸素を運びます。冠動脈の狭窄や冠動脈の一過性けいれんにより心筋が虚血（酸素不足）に陥ります。疾患としては狭心症と心筋梗塞があり，日本人の死亡原因の上位を占める（心疾患として約 16 %）重要な疾患です。脂質異常症，喫煙，高血圧，肥満，糖尿病，ストレスなどが危険因子となります。

1 狭心症

①狭心症とは

狭心症は，一過性の心筋虚血により胸痛を生じる疾患で，心筋の壊死は伴いません。冠動脈の基質的な狭窄によるものと，冠動脈けいれんによるもの[*4]があります。また，労作時に発作が起こる労作性狭心症と安静時に発作が起こる安静時狭心症があります。さらに，安定狭心症と心筋梗塞に移行しやすい不安定狭心症があります。不安定狭心症は，①狭心症発作が出始めてから3週間以内，②発作の頻度，強度，持続が増加し，薬の効果が低下している，③安静時狭心症であるという特徴があります。不安定狭心症は心筋梗塞と同様に扱う必要があり，両者を急性冠症候群といいます。

②狭心症の症状

前胸部に胸が締め付けられるような，胸が圧迫されるような胸痛が起こります。胸痛は安静またはニトログリセリン[*5]の舌下投与により数分で消失するのが特徴で，頸部や左上肢に放散痛を伴うこともあります。冠動脈狭窄が75％以上では労作時の胸痛，90％以上では安静時にも胸痛が生じます。

2 心筋梗塞

①心筋梗塞とは

心筋梗塞とは，粥状（アテローム）硬化により冠動脈の完全閉塞を生じ，心筋の虚血による壊死[*6]を起こす疾患です。心筋の壊死は心不全，不整脈，ショックなどを生じ突然死の原因となります。閉塞した冠動脈の支配領域により，前壁中隔梗塞，前壁梗塞，側壁梗塞，下壁梗塞，後壁梗塞などに分類します。また，壊死が心筋壁を貫通しない梗塞を心内膜下梗塞といいます。

②心筋梗塞の発症メカニズム

心筋梗塞は粥状（アテローム）硬化が10年以上の経過で冠動脈狭窄を徐々に悪化させ，ついに完全狭窄に至り発症すると考えられていましたが，近年，心筋梗塞例の約70％が冠動脈狭窄50％未満の軽症の状態から粥腫

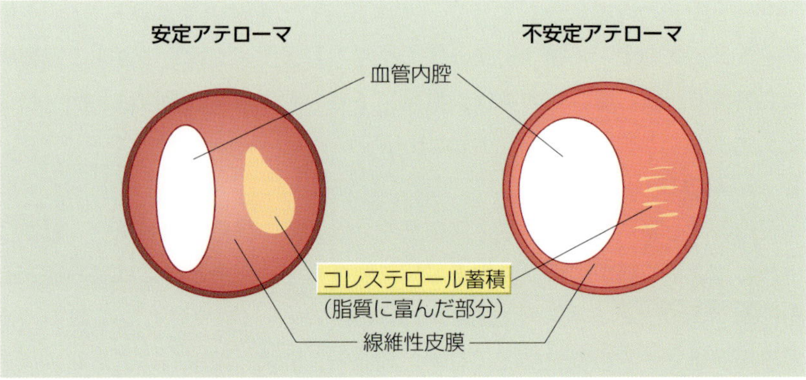

*4 冠攣縮性狭心症，異型狭心症という。

*5 ニトログリセリンは冠動脈を拡張して酸素供給を改善する。

*6 何らかの障害による突然の細胞死をいう。

図2　安定アテロームと不安定アテローム

（アテローマ）の破綻（破裂）を起こし，一気に完全閉塞に至ることが明らかになりました。冠動脈狭窄50％未満では胸痛発作はもちろん心電図変化も起こしません。破綻を起こしやすい不安定アテロームはコレステロール含量が多く，被膜が厚いことが示されています（図2）。

③心筋梗塞の症状

前胸部の絞扼感，灼熱感と表現されるような激烈な胸痛が出現します。胸痛は30分から数時間持続し，安静やニトログリセリンは無効です。心破裂や不整脈により突然死する場合もあります。急激な心不全により呼吸困難，意識障害を起こすこともあります。

3．脳動脈硬化

❶ 脳卒中は脳血管の障害が原因で意識障害や神経症状が急激に出現する疾患で，脳梗塞が約60％，脳出血（細動脈硬化を参照）が約30％，くも膜下出血が約10％を占めます。

❷ 脳梗塞は脳動脈が閉塞されるために起きる脳卒中で，脳血栓が約70％，脳塞栓が約30％を占めます。脳血栓は粥状（アテローム）硬化が原因で生じた血栓により脳動脈の閉塞を起こす疾患で，脳塞栓は心臓や頸動脈などで形成された血栓から剥がれた凝血塊が流れてきて脳動脈を閉塞する疾患です。

❸ 一過性脳虚血発作は一過性に脳梗塞の状態になりますが，24時間以内に回復する場合で，脳梗塞の前兆と考えられます。粥状（アテローム）硬化により生じる頸動脈などの血栓から凝血塊が剥がれて一時的に脳塞栓を起こす場合や，脳動脈の閉塞に，血圧低下，脱水などが加わり，脳血流が一時的に減少する場合があります。

❹ くも膜下出血は，脳を被う軟膜とくも膜の間のくも膜下腔に出血する疾患で，40歳代の比較的若年者に起こり，症状としては激しい頭痛と髄膜刺激症状（項部硬直など）が特徴です。原因としては脳動脈瘤の破裂が最も多く（約70％），その他，脳動静脈奇形*7などがあります。

4．大動脈の粥状（アテローム）硬化

大動脈の粥状（アテローム）硬化は各臓器への分岐部に多く見られます。下肢の動脈硬化症では，歩行時に酸素受容が増強するために下肢痛を生じ，休養すると消失するという症状*8が生じます。動脈閉塞による壊疽を生じることもあります。

5．粥状（アテローム）硬化の危険因子

粥状（アテローム）硬化の危険因子は内臓脂肪型肥満，脂質異常症，高血圧，耐糖能異常などです。これらの危険因子は重複することにより相乗的に増すこと，また，これら危険因子の基盤的原因は過食，運動不足などの生活習慣の乱れにより生じる内臓脂肪型肥満であり，生活習慣を改善することに

*7 流入動脈—奇形血管塊—流出動脈からなり，毛細血管を経ることなく，動脈—静脈の直接吻合が見られる。

*8 間歇性跛行という。

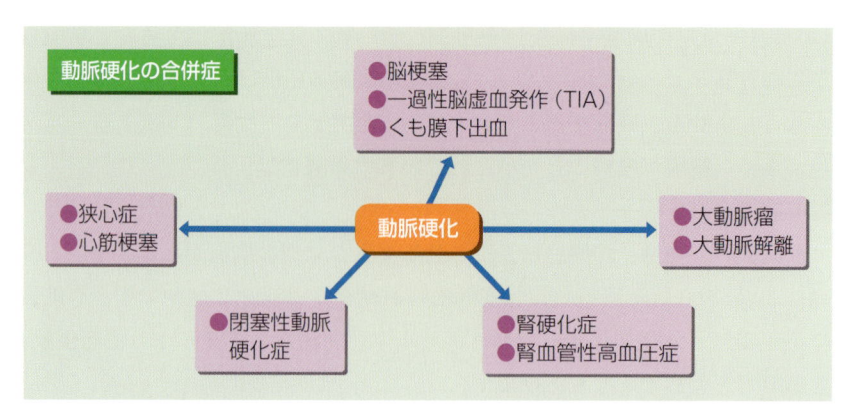

図3　動脈硬化症の合併症

より，内臓脂肪，インスリン抵抗性の減少を介して，これら危険因子を同時に治療することができます。

II. 動脈硬化症の検査と診断

❶ 狭心症の検査と診断

1．狭心症の検査

　狭心症は心筋の壊死はなく，CK（クレアチニンキナーゼ），AST（アスパラギン酸アミノトランスフェラーゼ），LDH（乳酸デヒドロゲナーゼ）などの心筋由来酵素の上昇は認めません。心電図は発作時には虚血性変化であるST低下[*9]を認めますが，非発作時は異常ありません。発作時の心電図変化を確認するためには，ホルター（24時間）心電図や運動負荷心電図が有用です。また，運動負荷や薬剤負荷による心筋血流シンチグラフィー[*10]も心筋の虚血部位の診断に有用です。最終的には，冠状動脈造影により冠動脈の狭窄の部位や程度，側副血管[*11]の状態を把握して，治療法を決定します。

2．狭心症の診断

　安静とニトログリセリン舌下投与により数分で消失する胸痛発作と心電図変化により診断されます。非発作時には心電図変化を認めないので，ホルター心電図，運動負荷心電図が有用です。最終診断には冠動脈造影を行います。

❷ 心筋梗塞の検査と診断

1．心筋梗塞の検査

　血液検査では，白血球増加，CK，特に，心筋由来のCK-MB分画の上昇，AST（GOT）上昇，LDH上昇がこの順に出現します。心電図は，梗塞後か

[*9] 正常心電図（図4のa）でQRS波の終わりとT波の始めの部分（ST）が基線より低下すること。

[*10] 放射性同位体を静脈注射した後，X線により心筋血流への集積状態を見る検査。冠動脈血流が障害されている部分の集積は低下する。

[*11] 虚血が慢性的に生じると虚血部位に酸素を供給するための血管が造成する。

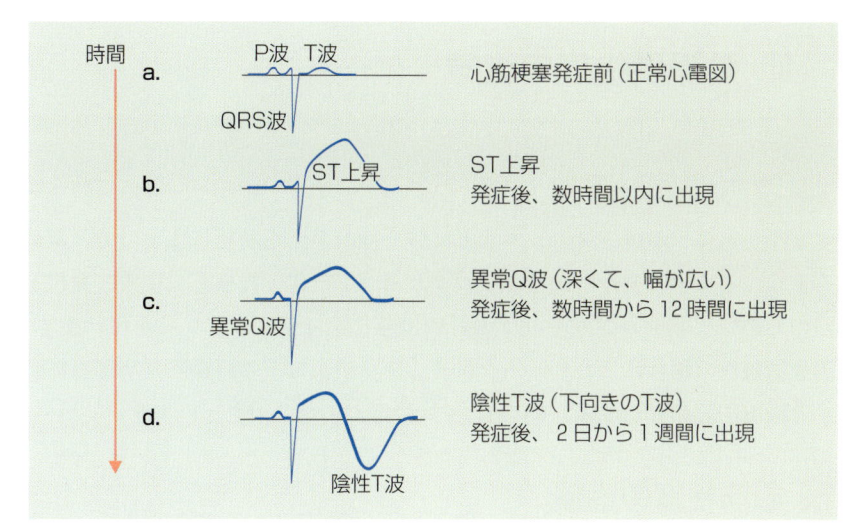

図4 心筋梗塞で見られる心電図変化

（図の説明）
a. 心筋梗塞発症前（正常心電図）：P波、QRS波、T波
b. ST上昇　発症後、数時間以内に出現
c. 異常Q波（深くて、幅が広い）　発症後、数時間から12時間に出現
d. 陰性T波（下向きのT波）　発症後、2日から1週間に出現

ら数時間までにST上昇，数時間から12時間で深い異常Q波，2日から1週間で陰性T波が出現します（図4，b〜d）。心電図変化は梗塞部の誘導部位に認めます。

2．心筋梗塞の診断

15分以上持続し，ニトログリセリン無効の胸痛と特徴的な心電図変化，血清CK値上昇により診断されます。心電図のST上昇は発症後数時間以内に梗塞部の誘導部位に出現します。心電図変化を認める誘導部位により梗塞部位の診断が可能です。血清CK値は発症後24時間で最高値に達し，4〜5日後に正常化します。

❸ 脳卒中の検査と診断

神経症状は障害動脈の支配領域の機能異常を反映するために，症状から障害血管や病巣部の診断が可能です。脳梗塞の頻度の高い中大脳動脈や脳出血の頻度の高い内包部の障害では，片麻痺と片側性知覚障害を生じます。運動神経や知覚神経は延髄下部で左右交叉しているため，脳の障害側と反対側の神経症状が出現します。脳塞栓，脳出血の発症，進行は急激ですが，脳血栓は安静時に発症し，数日間かけて徐々に進行します。広範囲の脳梗塞や脳出血では脳浮腫による意識障害を生じます。

脳卒中の確定診断にはCTスキャンやMRI[*12]が重要です。

[*12] magnetic resonance imaging：核磁気共鳴（NHR：nuclear magnetic resonance）現象を利用して生体内の内部の情報を画像化する方法。

III. 動脈硬化症の治療

❶ 狭心症の治療

　寒冷，過食，喫煙，ストレスなどは狭心症の発作を誘発しますので，避けるようにします。発作時にはニトログリセリンの舌下投与をします。発作予防のために，ニトログリセリンの経口投与，貼付薬，スプレーを用います。治療抵抗性の場合には，バルーン付きカテーテルにより冠動脈狭窄部を拡張する経皮的冠動脈形成術（PTCA）や冠動脈バイパス術を行います。

❷ 心筋梗塞の治療

　発症後，直ちに安静臥床，絶食とし，集中治療室に収容します。胸痛にはモルヒネ[*13]が使用されます。発症後数日は急死の原因となる心不全や不整脈の出現に注意して薬物療法，必要であれば電気的除細動[*14]などを行います。発症後数時間以内であれば，血栓溶解剤の静脈投与が選択されます。また，抗凝固剤，抗血小板剤を投与します。通常は冠動脈造影を行い治療方針が決められます。

❸ 脳卒中の治療

　急性期には呼吸管理や脳浮腫に対する治療などを行い，生命維持に努めます。脳梗塞では血栓溶解療法や抗血小板剤投与を行います。脳出血では高血圧の管理が重要です。くも膜下出血では動脈瘤のクリッピングを行います。

*13 鎮痛剤として使用される。

*14 致死的な不整脈に対する治療で，心臓に電気的ショックを与えることによる治療法。

栄養食事療法

Ⅰ. 栄養食事療法の考え方

　動脈硬化症の栄養食事療法は，原因疾患（肥満，高血圧，脂質異常症，高尿酸血症，糖尿病など）の改善を図り再発を防止することを目的に実施します。各疾患を考慮して総合的に栄養食事療法を行います。

❶ 適正なエネルギー摂取

　内臓脂肪の蓄積は，アディポサイトカイン（p.14 参照）の分泌異常を生じ，インスリン抵抗性（耐糖能異常），高血圧，脂質代謝異常を招きます。これらの代謝異常は動脈硬化の発症・進展にかかわるため，肥満の改善・予防が重要です。適正体重をめざし，維持することができるエネルギー量とします。

　脂質異常症では，適正なエネルギー摂取に加え，摂取脂肪の量と脂肪酸バランスを考慮することが必要です。

❷ 脂肪酸のバランス

　飽和脂肪酸（S）の摂取は血清コレステロールを高め，多価不飽和脂肪酸（P）は血清コレステロール低下作用があります。しかし，多価不飽和脂肪酸は酸化されやすく，P/S 比が高くなると HDL コレステロール（HDL-C）の低下が見られることから，P/S 比は 1 ～ 1.5 程度が勧められます。n-6 系多価不飽和脂肪酸のリノール酸の長期摂取は LDL コレステロール（LDL-C）と HDL-C の両方を低下させます。n-3 系多価不飽和脂肪酸は血小板凝集抑制作用があり，動脈硬化抑制に働くことから，摂取に配慮します。魚に多く含まれている n-3 系多価不飽和脂肪酸のエイコサペンタエン酸（EPA）は超低密度リポたんぱく質（VLDL）の合成を抑制し，トリグリセリド（TG）を低下させる作用があります。一価不飽和脂肪酸でオリーブ油に多く含まれるオレイン酸は，HDL を低下させずに，LDL-C を低下させる作用があります。また，マーガリンやショートニングに多く含まれるトランス型脂肪酸[*1]は LDL-C を上昇させ，HDL-C を低下させるため，欧米ではトランス型脂肪酸はエネルギー比で 2 ％以下に抑えることが推奨されています。

❸ 抗酸化作用のある栄養素

　粥状動脈硬化症は，活性酸素[*2]などにより酸化した LDL がスカベンジャー受容体を介してマクロファージに取り込まれ，泡沫化細胞となり初期病変が形成されます。生体内で抗酸化物質によって LDL の酸化変性を防ぐことが動脈硬化の発症・進展予防効果のあることが確認されています。このことから，抗酸化作用のあるビタミン C，ビタミン E，β-カロテン，ポリフェ

[*1] トランス型の二重結合をもつ不飽和脂肪酸。自然の植物油はシス型で，トランス型は含まれない。マーガリンやショートニングを製造する過程で生じる。

シス型の結合　トランス型の結合

[*2] 酸素が化学的に活性化し，不安定な状態になったもの。強い酸化力を示し，体内では病気や老化の原因となる。

ノールの摂取が勧められます。また，ビタミン B_6，ビタミン B_{12}，葉酸の不足は高ホモシステイン血症を惹起し，動脈硬化を引き起こします。これらのビタミンの摂取により血中ホモシステインは低下し，冠動脈疾患の発症を抑制することが報告されています。

❹ 食塩制限

細動脈硬化は腎臓や網膜，脳の細動脈に起こりやすく，高血圧が原因で発症するため，脳卒中，脳梗塞では血圧の管理が重要です。

食塩はその浸透圧により体液量を増やし，交感神経系を亢進させて，アンジオテンシンの作用を増強させ血圧の上昇を招くことから，食塩の制限が必要となります。また，カリウム，マグネシウム，カルシウム，食物繊維の摂取と脂肪制限の複合的な栄養食事療法は降圧が期待できることから，野菜類や果物の多い食事が勧められます。ただし，肥満，糖尿病，高TG血症がある場合は果物の摂取は過剰にならないように注意が必要です。

II. 栄養基準

❶ 適正な摂取エネルギー量

適正な摂取エネルギー量は，性別，年齢，身体活動量，病態を考慮して決定しますが，一般的には次式から算出します。

摂取エネルギー量＝標準体重*×25〜35（kcal）　*［身長(m)］^{2}×22

身体活動量の目安は，普通の労作では30〜35 kcal/kg/日程度とし，肥満がある場合は25〜30 kcal/kg/日程度とします。

❷ 適正な栄養素の配分

➊ 炭水化物は，エネルギー比率60％程度とします。肥満，糖尿病，高TG血症がある場合は，単糖類（ショ糖，果糖）の摂取が多くならないように注意します。単糖類の過剰摂取は，肝臓でのVLDL合成を亢進させ，LPL（リポたんぱくリパーゼ）活性を阻害するため，血清TGやレムナント[*3]の増加を招きます。高TG血症が持続する場合は炭水化物由来のエネルギーを総摂取エネルギーの50％以下とし，単糖類は可能な限り制限，できれば1日80〜100 kcal以内の果物を除き調味料のみでの使用とします。

➋ たんぱく質はエネルギー比率15〜20％，体重あたり1.0〜1.2 g/kg/日程度とします。ただし，腎臓の機能低下が見られるときは0.5〜1.0 g/kg/日とします。

[*3] レムナントの詳細は3巻「脂質異常症」の項を参照のこと。

3 脂肪はエネルギー比率 20 ～ 25 ％程度，飽和脂肪酸（S）／一価不飽和脂肪酸（M）／多価不飽和脂肪酸（P）の摂取比率は 3：4：3 程度とします。n-6 系多価不飽和脂肪酸と n-3 系多価不飽和脂肪酸の比率にも配慮し，n-6/n-3 比は 4：1 程度を目安にするとよいとされています。コレステロールの摂取は 1 日 300 mg 以下とします。

高 LDL-C 血症が持続する場合は，エネルギー比率 20 ％以下，コレステロール摂取量の制限を 1 日 200 mg 以下とします。高カイロミクロン血症が持続する場合は脂肪をエネルギー比率 15 ％以下に制限します。

4 ビタミン，ミネラルは食事摂取基準を参考に不足しないようにします。

5 食塩は 7 g/日以下とします。ただし重症時は 5 ～ 3 g/日とします。

6 食物繊維は 10 g/1,000 kcal 以上とします。食物繊維は十分量の摂取が必要です。特に水溶性食物繊維*4 は胆汁酸と結合し，コレステロールの排泄を亢進させます。また，食物繊維は糖質の吸収速度を抑えて血糖値の上昇を緩やかにします。

*4 水溶性食物繊維には，ペクチン，グルコマンナン，グアーガム，アラビアガム，寒天，アルギン酸，フコダインなどがある。

Ⅲ. 栄養食事療法の進め方

肥満がある場合は，まず肥満を是正することが重要です。現体重の 5 ％を目安に 3 ～ 6 カ月で減量することを目標にエネルギー量の設定を行います。

3 カ月経過しても体重の減少や原因疾患の改善が見られない場合は摂取エネルギー量と消費エネルギー量の見直しをします。無理なエネルギー制限は長続きせず，リバウンドを招きやすいため段階的に進めていきます。

心筋梗塞の急性期には絶食とし，輸液により水分，糖質，電解質の補給を行います。自覚症状が改善し，血行動態が安定したら経口摂取とします。消化・吸収は心筋酸素消費量を増加し，心臓への負担が増すので，消化の良い脂肪の少ない食事から開始します。回復期では危険因子となった疾患に対する栄養食事療法を行います。

Ⅳ. 食事計画（献立）の立て方

❶ 献立の立て方

1 朝食，昼食，夕食の献立のスタイルを和風，洋風，中華風にするかを決めます。和風に偏ると食塩量が多くなったり，洋風，中華風に偏ると脂質の量が多くなりやすいので，毎日の献立スタイルが偏らないようにします。

❷ 主食（ごはん類，パン類，めん類など）を決めます。

❸ 主菜は主食に合わせた献立スタイルとしますが，食材は肉類と魚類が偏らないように配慮します。主菜によっては付け合わせを添え，野菜類を多く摂取できるようにします。

❹ 主菜に合わせた副菜を1～2品考えます。主菜との味のバランスや調理法，食材を考慮して，献立を組合せます。主菜の調理方法により脂肪の量が変わるので，焼く，炒める，揚げる，煮る，蒸す，和えるなどの組合せを考えます。汁物は食塩量を考慮し，具だくさんになるようにします。

❺ 1日のエネルギー配分は，朝食：昼食：夕食が1：1～1.5：1～1.5程度となるようにします。間食を考慮する場合は，間食分を100～150 kcal程度をあらかじめ1日のエネルギー量から差し引き，残りを配分するようにします。

❷ 献立作成のポイント

❶ 主食を玄米，胚芽米，ライ麦パン，全粒粉パン，オートミールにすると食物繊維やミネラルの摂取が期待できます。玄米はビタミン B_6 を多く含みます。オーツ麦はコレステロール低下作用が確認されています。

❷ 肉の脂身や鶏肉の皮は飽和脂肪酸が多いので，脂身の多い部位は避けます。また，ひき肉は脂質が多いので使用量に注意します。ソーセージ，ハム，ベーコン，サラミなどの肉加工品は，脂肪や食塩量が多いので使用頻度・量に注意します。レバーやモツなどはコレステロールの含有量が多いので控えます。

❸ 青背の魚は EPA，ドコサヘキサエン酸（DHA）の含有量が多いですが，脂質量が多いので，1日の脂質の総量とバランスを考慮する必要があります。魚卵（イクラ，たらこ，すじこ，かずのこなど），子持ちししゃも，わかさぎ，小魚など内臓・卵が含まれる魚はコレステロールの含有量が多いので，量や頻度に注意をします。干物は食塩が多く含まれているので控えるようにします。また，ビタミン B_6 はかつお，しろさけ[*5]に比較的多く，ビタミン B_{12} は魚介類（かき，しじみ，あさり，さんま，にしん，まさばなど）に比較的多く含まれており，これらの魚介類の摂取が勧められます。

❹ 卵は良質のたんぱく質食品ですが，卵黄はコレステロール含量が多く，Mサイズの鶏卵1個で約230 mg のコレステロールを含みます。コレステロールの制限が必要な場合は，1日1/2個程度にします。

❺ 野菜類，きのこ類，海藻類は，ビタミン，ミネラル，食物繊維の摂取が期待できます。毎食しっかりとれるように配慮します。野菜類は1日350 g以上を目安にし，半量は緑黄色野菜から摂取するようにします。

❻ 牛乳，チーズ，ヨーグルトなどの乳製品は，良質のたんぱく質やカル

[*5] 一般にさけ（鮭）という場合は，しろさけを指す。

シウムを多く含んでいますが，乳脂肪は飽和脂肪酸が多く含まれていますので，摂取量に注意するか，脂肪含量の少ない低脂肪牛乳やスキムミルクを使用するようにします。カッテージチーズは他のチーズよりも比較的脂質の含有量が少ないチーズです。

7 調理に使う油は1日10g程度とします。ドレッシングやマヨネーズを毎日使用する場合は，ノンオイルや低脂肪のものを利用します。マーガリンやショートニングにはトランス酸が含まれているので使用量に注意します。

8 食塩を制限するためには，加工食品の摂取量・頻度を控え，調味料の使用を制限する必要があります。だし割りしょうゆを利用したり，ハーブ（ローズマリー，セージなど），香辛料（とうがらし，カレー粉など），香味野菜（ねぎ，しょうが，パセリ，しそなど），酸味（レモン，ゆず，かぼすなど）を利用するなど味に変化を付け，全体の味付けがうすく感じないように料理にアクセントを付けます。

V. 栄養教育

動脈硬化は自覚症状が現れにくいため，動脈硬化の危険性を十分理解することが大切です。動脈硬化の危険因子を取り除くためには食生活習慣の是正が重要です。対象者の食生活習慣，環境などを把握して，自ら行動変容できるような具体的な改善策，目標を提案し，繰り返し指導します。また，栄養食事療法は長期間継続させることが大切です。実現可能なことから実行できるように無理のない計画を立てます。

1 食事はゆっくりよくかんで食べる習慣をつけます。

2 脂質の量や質に配慮できるように，食材の選び方や組合せ，調理法についてアドバイスします。

3 食習慣，好みなどを考慮して，QOL[*6]が低下しないように配慮します。うす味でおいしくたべられる工夫や，肉類・魚類の選び方を指導します。

4 アルコールはエタノール量で25g以下としますが，合併症，病態を考慮して指導する必要があります。アルコールの過剰摂取は，脂質，糖質，アミノ酸などの代謝に影響します。エタノール25gは，ビール500ml，日本酒150ml，ワイン200mlに相当します。心筋梗塞を起こした場合は，心筋の酸素需要が高まるアルコール飲料やコーヒーは控えます。

5 ビタミンKを多く含む食品[*7]の摂取は抗凝血薬（ワーファリン）の効果を減弱させるため，ビタミンKを多く含む食品の過剰摂取を避けます。また，降圧薬のカルシウム拮抗薬はグレープフルーツの成分により薬の作用が増強するので，服用中はグレープフルーツを禁忌とします。

*6 Quality of Life，生活の質。

*7 ビタミンKを多く含む食品には，納豆，モロヘイヤ，ほうれんそう，こまつな，ブロッコリーなどがある。

食事計画 ｜ 献立例 1　　　1,800 kcal

菜の花と春キャベツで春を感じる献立

朝

献立	1人分材料・分量（目安量）	作り方
ごはん（主食）	ごはん 180g	
豆腐とわかめのみそ汁（汁）	だし汁 150g 絹ごし豆腐 50g カットわかめ 1g みそ 10g	①だし汁が沸騰したら，さいの目切りにした絹ごし豆腐を入れ，一煮立ちしたらわかめ，みそを入れる。
たまごとじ（主菜）	卵 30g さやえんどう 15g たまねぎ 15g にんじん 5g　　みりん 2g だし汁 50g　　しょうゆ 3g	①さやえんどうは斜め切り，たまねぎは薄切り，にんじんは短冊切りにする。 ②だし汁の中に①を入れ，火が通ったらみりんとしょうゆで味をつける。 ③溶きほぐした卵をまわし入れとじる。
菜の花のからし酢和え（副菜）	菜の花 40g しめじ 15g　　からし 2g だし汁 4g　　酢 5g 砂糖 2g　　ごま 3g	①菜の花は軟らかくなるまでゆでる。 ②しめじをゆでる。 ③だし汁，砂糖，からし，酢，ごまを混ぜ，①②と合わせる。
いちご（デザート）	いちご 60g	

昼

献立	1人分材料・分量（目安量）	作り方
ごはん（主食）	ごはん 180g	
鶏肉のトマト煮（主菜）	鶏肉（もも皮なし）70g 酒 5g オリーブ油 5g にんにく 1g 水 100g ホールトマト（缶）50g たまねぎ 40g じゃがいも 20g ピーマン 20g グリンピース（冷凍）5g 油 4g 固形コンソメ 2g 塩 0.5g こしょう（少々）	①一口大に切った鶏肉に酒を振る。オリーブ油を温め，スライスしたにんにくの香りを出し，鶏肉を焼く。 ②野菜を食べやすい大きさに切り，油で炒める。 ③①と②を合わせ，ホールトマトと水を加え，煮る。 ④コンソメ，塩，こしょうで味付けをする。
春キャベツサラダ（副菜）	キャベツ 30g　　油 7g アスパラガス 20g　　酢 5g にんじん 5g　　塩 0.4g スイートコーン（缶）10g	①キャベツ，にんじんはせん切りにする。 ②アスパラはゆでて食べやすい大きさに切る。 ③①②，コーンを皿に盛り付け，油，酢，塩を混ぜてつくったドレッシングをかける。
りんご（デザート）	りんご 100g	

動脈硬化症

夕

献立	1人分材料・分量（目安量）	作り方
ごはん（主食）	ごはん 180g	
かつおのたたき（主菜）	かつおのたたき 80g だいこん 20g きゅうり 20g にんじん 5g 黄ピーマン 10g しょうゆ 6g 酢 1g 中華だし 2.5g しょうが 1g	① 野菜はせん切りにする。 ② かつおはそぎ切りにする。 ③ しょうゆ，酢，中華だし，しょうがでたれを作る。 ④ ①，②を皿に盛り付け，③をかける。
中華風炒め（副菜）	ほうれんそう 40g だいずもやし 30g ひらたけ 30g 干しえび 3g ごま油 5g 酒 5g しょうゆ 3g	① ほうれんそうはゆでる。 ② ①のほうれんそうともやし，ひらたけ，干しえびをごま油で炒め，酒，しょうゆで味を付ける。
ごぼうの甘酢漬（副菜）	ごぼう 30g 酢 8g 砂糖 2g 塩 0.4g だし汁 5g しょうゆ 1g 赤とうがらし（少々）	① ごぼうの皮をむき，ゆでる。 ② キッチンペーパーでごぼうを包み，たたく。 ③ 酢，砂糖，塩，だし汁，しょうゆ，とうがらしで調味液を作り，②を漬ける。

間食

献立	1人分材料・分量（目安量）	作り方
ヨーグルトきな粉がけ	プレーンヨーグルト 100g きな粉 3.5g 砂糖 3g	① きな粉と砂糖を混ぜる。 ② ヨーグルトに①をかける。

1日の栄養量

	E(kcal)	P(g)	F(g)	食物繊維(g)	食塩(g)
朝	490	16.9	8.0	5.6	2.4
昼	668	20.9	19.9	5.8	2.3
夕	526	31.4	6.8	5.6	2.1
間食	89	4.8	3.8	0.6	0.1
計	1,773	74.0	38.6	17.6	6.9

P：F：C　P 16.7　F 19.6　C 63.7　％

S：M：P ＝ 2.3：4.4：3.4（S：M：Pの算出法は，29ページ参照）

食事バランスガイド

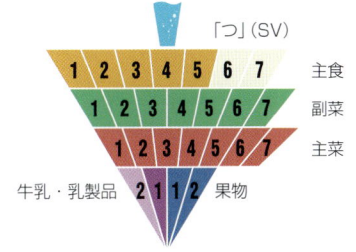

主食 1-7、副菜 1-7、主菜 1-7、牛乳・乳製品 2、果物 1

「つ」(SV) とはサービング（食事の提供量の単位）の略

食事計画献立例1

食事計画 | 献立例 1 | 1,800 kcal

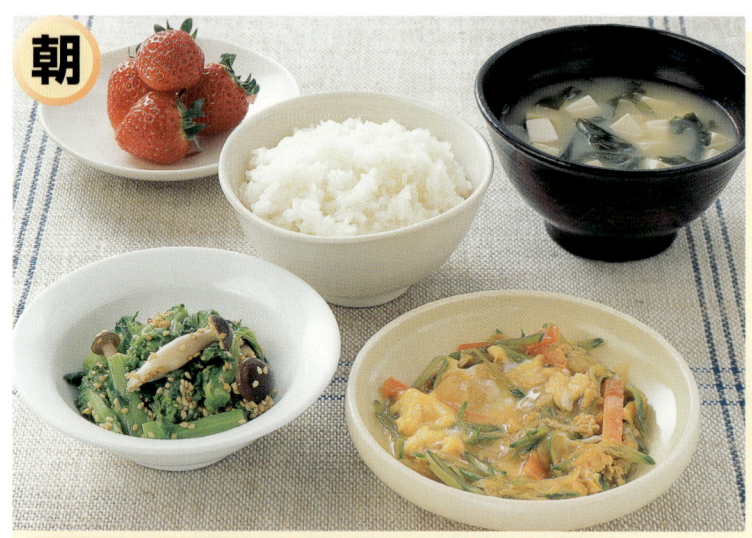

朝

●葉酸を多く含む菜の花をからし酢でさっぱりと

- 主食　ごはん
- 汁　豆腐とわかめのみそ汁
  - *variation*　のっぺい汁　*p.96*
- 主菜　たまごとじ
  - *variation*　あさりとこまつなの炒め物　*p.99*
- 副菜　菜の花のからし酢和え
  - *variation*　きんぴらごぼう　*p.101*
- デザート　いちご

	E(kcal)	P(g)	F(g)	食物繊維(g)	食塩(g)
ごはん	302	4.5	0.5	0.5	0.0
豆腐とわかめのみそ汁	52	4.3	2.1	1.0	1.6
たまごとじ	66	4.7	3.1	0.8	0.6
菜の花のからし酢和え	50	2.8	2.2	2.4	0.2
いちご	20	0.5	0.1	0.8	0.0

昼

●トマトに豊富に含まれるリコピンには強い抗酸化作用があります

- 主食　ごはん
- 主菜　鶏肉のトマト煮
  - *variation*　豚肉の野菜巻き　*p.49*
- 副菜　春キャベツサラダ
  - *variation*　温野菜のごまドレッシング和え　*p.102*
- デザート　りんご

	E(kcal)	P(g)	F(g)	食物繊維(g)	食塩(g)
ごはん	302	4.5	0.5	0.5	0.0
鶏肉のトマト煮	225	15.0	12.1	2.4	1.9
春キャベツサラダ	87	1.2	7.2	1.4	0.5
りんご	54	0.2	0.1	1.5	0.0

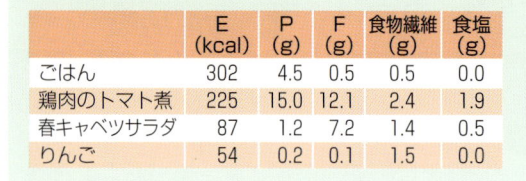

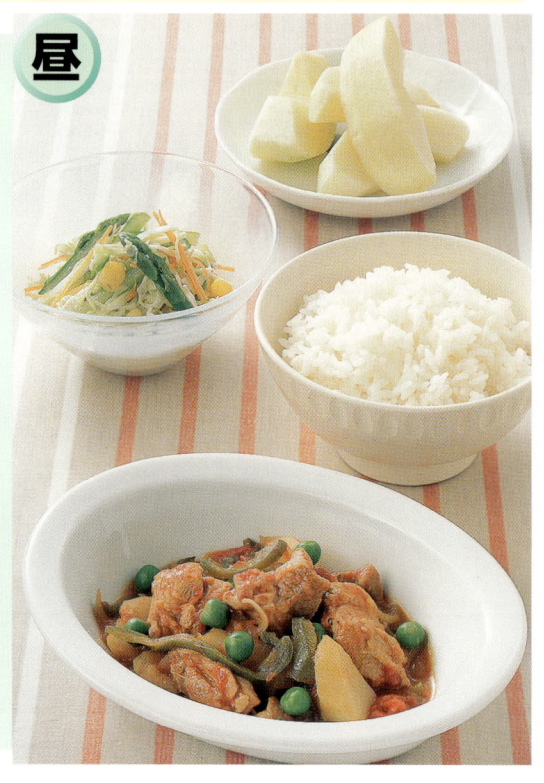

動脈硬化症

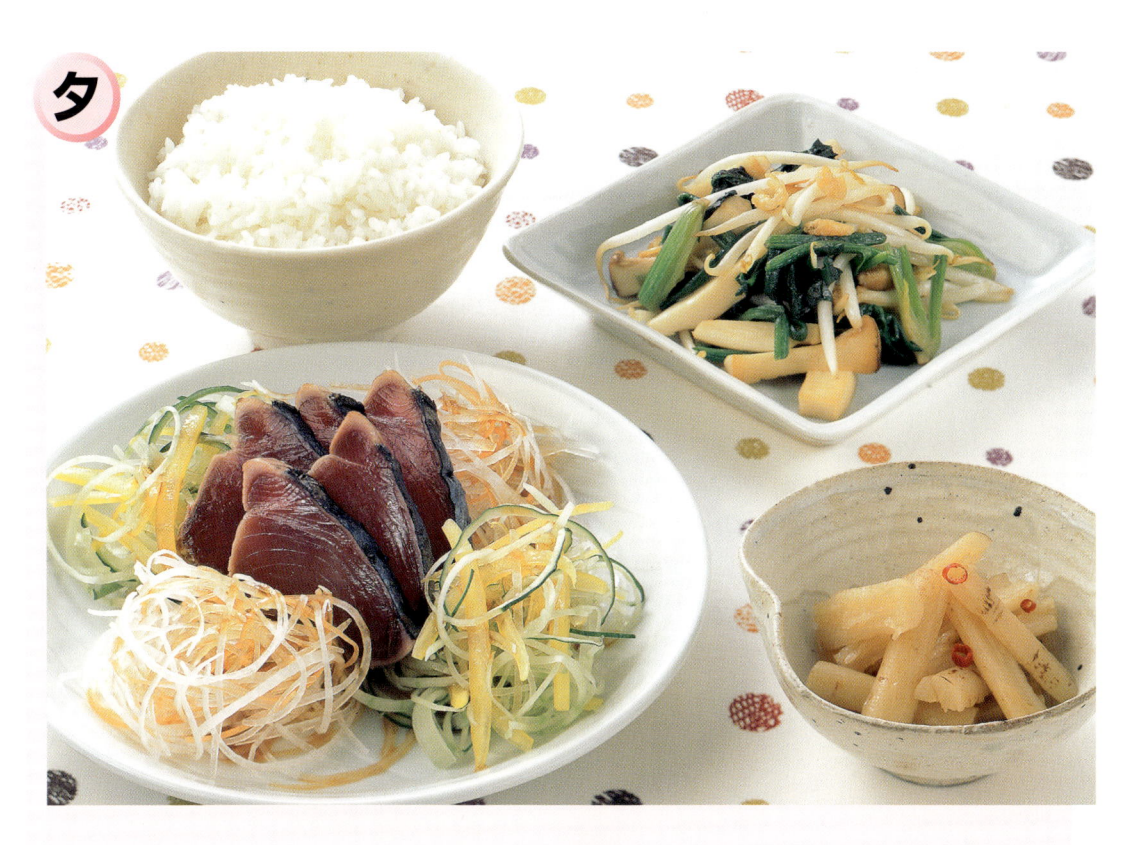

夕

● かつおにはカルシウムの吸収を助けるビタミンDとマグネシウムがたっぷり

	E (kcal)	P (g)	F (g)	食物繊維 (g)	食塩 (g)
ごはん	302	4.5	0.5	0.5	0.0
かつおのたたき	107	21.5	0.5	0.7	1.0
中華風炒め	86	4.7	5.8	2.6	0.5
ごぼうの甘酢漬	30	0.7	0.0	1.8	0.5

主食	ごはん
主菜	かつおのたたき *variation* さわらのかぶら蒸し　p.98
副菜	中華風炒め *variation* きのことこんにゃくのピリ辛炒め　p.102
副菜	ごぼうの甘酢漬 *variation* 海藻サラダ　p.102

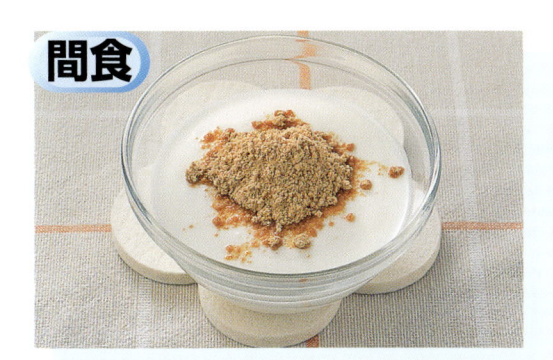

間食

● ヨーグルトときな粉でカルシウム補給

間食	ヨーグルトきな粉がけ *variation* ヨーグルトバナナセーキ　p.104

	E (kcal)	P (g)	F (g)	食物繊維 (g)	食塩 (g)
ヨーグルトきな粉がけ	89	4.8	3.8	0.6	0.1

食事計画献立例1

食事計画 | 献立例 2　　1,800 kcal

不足しがちなカルシウムが豊富な献立

朝

献立	1人分材料・分量（目安量）	作り方
トースト（主食）	食パン 60 g いちごジャム（低糖度）20 g	
ミルクスープ（汁）	にんじん 20 g じゃがいも 30 g レタス 20 g しめじ 25 g 低脂肪牛乳 200 g 固形コンソメ 0.5 g 塩 0.3 g こしょう（少々）	① にんじんとじゃがいもは半月切り、レタスはざく切りにし、しめじは石づきを取ってほぐす。 ② 牛乳を加えて煮、コンソメ、塩、こしょうで味を調える。
トマトとピーマンのオムレツ（主菜）	ソフトタイプマーガリン 2 g 卵 30 g トマト 30 g ピーマン 10 g 鶏肉（もも皮なし）30 g 油 2 g 塩 0.2 g こしょう（少々） ケチャップ 10 g サラダな 5 g ブロッコリー 40 g	① フライパンにマーガリンを引き、薄焼き卵を作る。 ② トマト、ピーマン、鶏肉を角切りにする。 ③ フライパンに油を引き、②を炒め、塩、こしょうで味を調える。 ④ 炒めたものを①で巻き、ケチャップをかけ、サラダなとブロッコリーを添える。

昼

献立	1人分材料・分量（目安量）	作り方
納豆スパゲッティ（主食）	だいこん 100 g オクラ 20 g 青じそ 1 g しょうゆ 6 g 酢 3 g 砂糖 3 g みりん 6 g だし汁 5 g スパゲッティ 80 g 納豆 50 g 刻みのり 0.5 g	① だいこんはすりおろし、オクラはゆでて輪切りにし、しそはせん切りにする。 ② しょうゆ、酢、砂糖、みりん、だし汁を合わせて一度煮たたせ、たれを作る。 ③ スパゲッティをゆでる。 ④ ③を皿に盛り、だいこん、納豆、オクラをのせ、刻みのり、しそ、たれをかける。
れんこんサラダ（副菜）	れんこん 50 g 黄ピーマン 15 g 赤ピーマン 15 g マスタード 3 g マヨネーズ 6 g 黒こしょう（少々） サラダな 10 g	① れんこんはいちょう切りにしてゆで、ピーマンは 3 cm 角に切る。 ② ①をマスタード、マヨネーズで和え、黒こしょうで味を調える。 ③ 器にサラダなを敷き、盛り付ける。
すいか（デザート）	すいか 100 g	

動脈硬化症

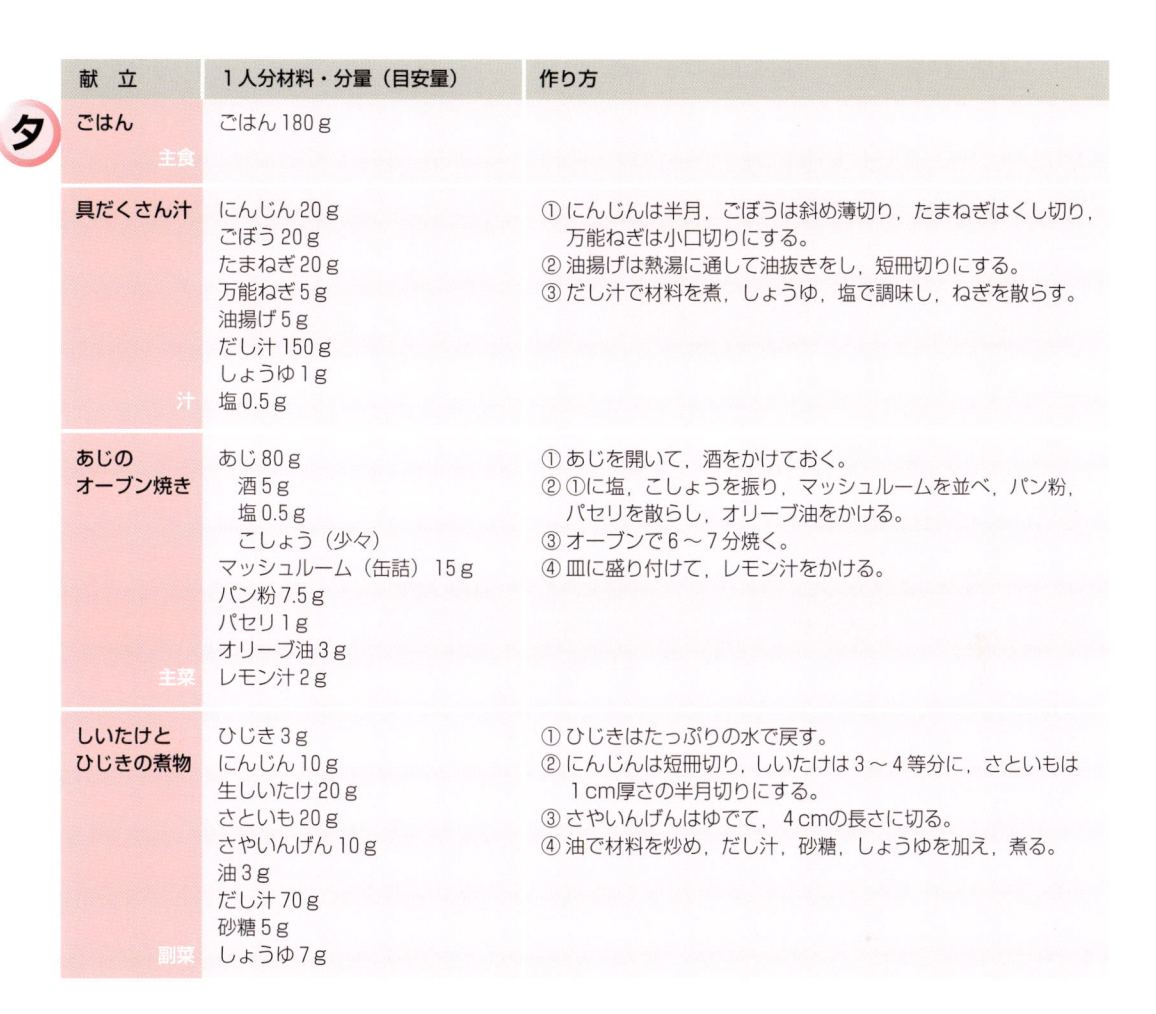

夕

献立	1人分材料・分量（目安量）	作り方
ごはん（主食）	ごはん 180 g	
具だくさん汁（汁）	にんじん 20 g ごぼう 20 g たまねぎ 20 g 万能ねぎ 5 g 油揚げ 5 g だし汁 150 g しょうゆ 1 g 塩 0.5 g	① にんじんは半月，ごぼうは斜め薄切り，たまねぎはくし切り，万能ねぎは小口切りにする。 ② 油揚げは熱湯に通して油抜きをし，短冊切りにする。 ③ だし汁で材料を煮，しょうゆ，塩で調味し，ねぎを散らす。
あじのオーブン焼き（主菜）	あじ 80 g 　酒 5 g 　塩 0.5 g 　こしょう（少々） マッシュルーム（缶詰）15 g パン粉 7.5 g パセリ 1 g オリーブ油 3 g レモン汁 2 g	① あじを開いて，酒をかけておく。 ② ①に塩，こしょうを振り，マッシュルームを並べ，パン粉，パセリを散らし，オリーブ油をかける。 ③ オーブンで6〜7分焼く。 ④ 皿に盛り付けて，レモン汁をかける。
しいたけとひじきの煮物（副菜）	ひじき 3 g にんじん 10 g 生しいたけ 20 g さといも 20 g さやいんげん 10 g 油 3 g だし汁 70 g 砂糖 5 g しょうゆ 7 g	① ひじきはたっぷりの水で戻す。 ② にんじんは短冊切り，しいたけは3〜4等分に，さといもは1cm厚さの半月切りにする。 ③ さやいんげんはゆでて，4cmの長さに切る。 ④ 油で材料を炒め，だし汁，砂糖，しょうゆを加え，煮る。

間食

献立	1人分材料・分量（目安量）	作り方
フルーツヨーグルト	りんご 50 g みかん（缶）20 g プレーンヨーグルト 100 g	① りんごは薄く切る。 ② ①をみかん，ヨーグルトと和える。

1日の栄養量

	E(kcal)	P(g)	F(g)	食物繊維(g)	食塩(g)
朝	476	26.3	13.1	6.2	2.5
昼	588	22.5	12.1	9.9	1.2
夕	594	27.2	11.8	6.5	3.0
間食	102	3.8	3.1	0.9	0.1
計	1,759	79.8	40.1	23.4	6.7

P：F：C　P 18.1　F 20.5　C 61.4　％

S：M：P ＝ 2.9：3.9：3.4（S：M：Pの算出法は，29ページ参照）

食事バランスガイド

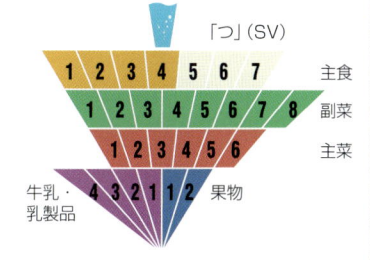

主食 1 2 3 4 5 6 7
副菜 1 2 3 4 5 6 7 8
主菜 1 2 3 4 5 6
牛乳・乳製品 4 3 2 1　1 2 果物

「つ」(SV) とはサービング（食事の提供量の単位）の略

食事計画献立例2

食事計画 | 献立例 2　　1,800 kcal

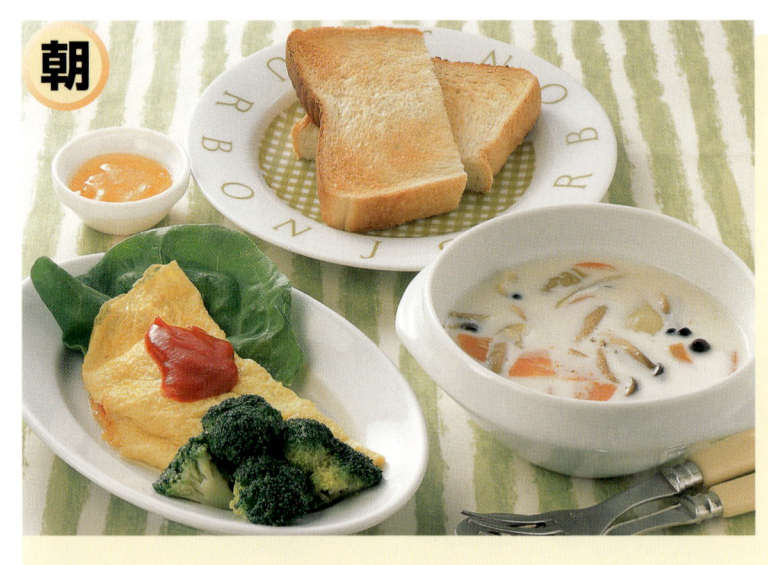

朝

●飽和脂肪酸の多い牛乳は低脂肪牛乳で

- 主食　トースト
- 汁　ミルクスープ
  - *variation* コーンスープ　p.96
- 主菜　トマトとピーマンのオムレツ
  - *variation* 夏野菜のキッシュ　p.99

	E (kcal)	P (g)	F (g)	食物繊維 (g)	食塩 (g)
トースト	198	5.7	2.7	1.6	0.8
ミルクスープ	130	9.0	2.2	2.0	0.9
トマトとピーマンのオムレツ	147	11.6	8.2	2.6	0.8

昼

●納豆に含まれるナットウキナーゼには血栓溶解作用があります

- 主食　納豆スパゲッティ
  - *variation* カルシウムごはん（主食）p.94 と トマトと豚肉のマリネ（主菜）p.98
- 副菜　れんこんサラダ
  - *variation* ゴーヤサラダ　p.103
- デザート　すいか

	E (kcal)	P (g)	F (g)	食物繊維 (g)	食塩 (g)
納豆スパゲッティ	459	20.2	6.9	8.0	0.9
れんこんサラダ	92	1.7	5.1	1.6	0.3
すいか	37	0.6	0.1	0.3	0.0

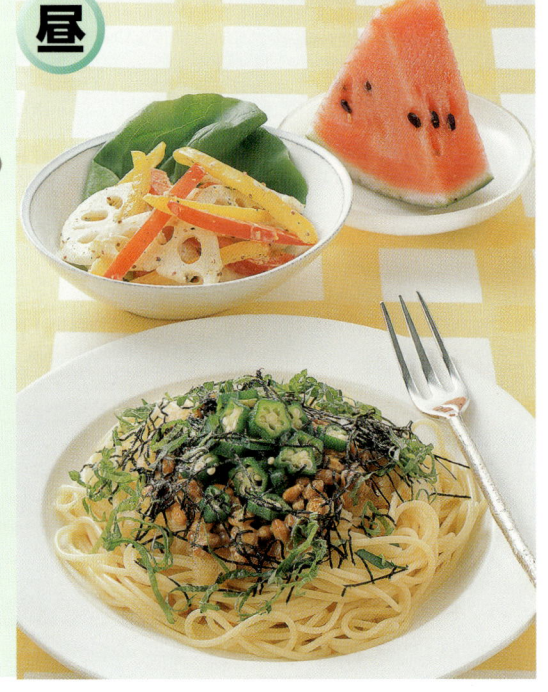

動脈硬化症

動脈硬化症

夕

● オリーブ油は，コレステロール低下作用のあるオレイン酸を含みます

主食	ごはん
汁	具だくさん汁 *variation* かぶのみそ汁　p.96
主菜	あじのオーブン焼き *variation* いわしのハンバーグ　p.98
副菜	しいたけとひじきの煮物 *variation* きのことこんにゃくのピリ辛炒め　p.102

	E (kcal)	P (g)	F (g)	食物繊維 (g)	食塩 (g)
ごはん	302	4.5	0.5	0.5	0.0
具だくさん汁	52	2.2	1.7	2.1	0.8
あじのオーブン焼き	161	18.2	6.4	0.8	1.0
しいたけとひじきの煮物	79	2.2	3.2	2.9	1.2

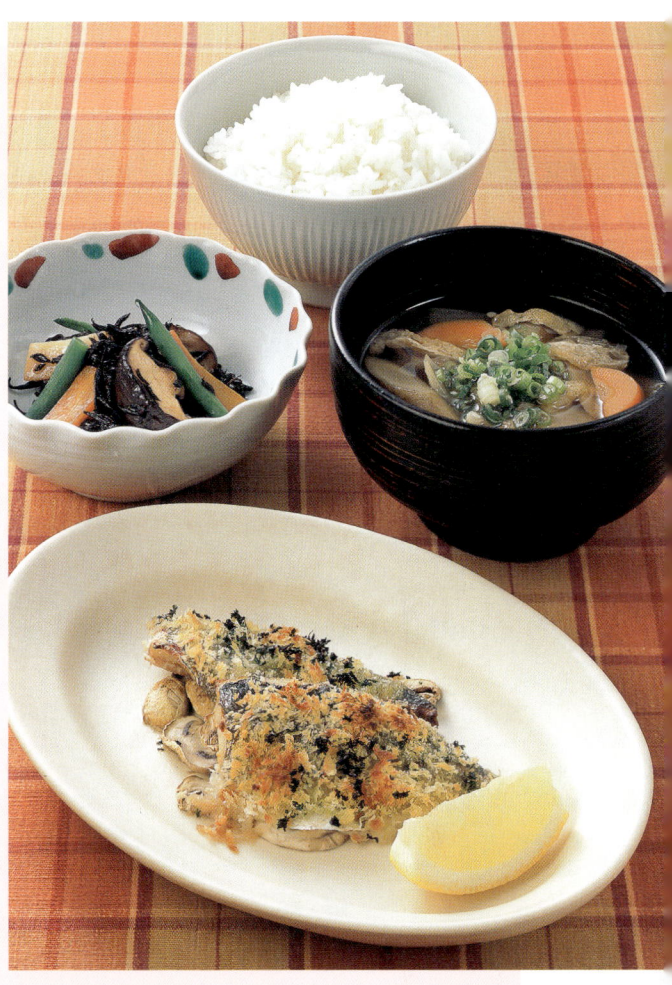

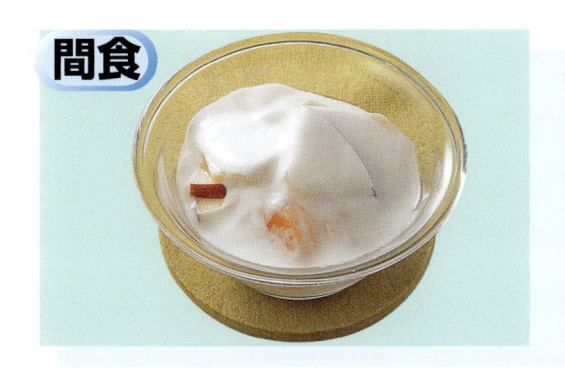

間食

● ビタミンCを果物で補って

間食	フルーツヨーグルト *variation* ヨーグルトバナナセーキ　p.104

	E (kcal)	P (g)	F (g)	食物繊維 (g)	食塩 (g)
フルーツヨーグルト	102	3.8	3.1	0.9	0.1

食事計画献立例2

食事計画 献立例 3　　1,800 kcal

香辛料や酢を上手に使って，和食でも食塩量を抑えた献立

朝

献立	1人分材料・分量（目安量）	作り方
イングリッシュマフィン 主食	イングリッシュマフィン 60 g ブルーベリージャム 10 g	
ハムと野菜の炒め物 主菜	ロースハム 30 g チンゲンサイ 60 g 油 2 g 塩 0.3 g こしょう（少々） スイートコーン（冷凍） 15 g	① ハムは放射状に八つ切りにし，チンゲンサイは一口大に切る。 ② フライパンに油を引き，①を炒め，塩，こしょうで味を調える。 ③ ②を皿に盛り，コーンを散らす。
カッテージチーズのフルーツ和え 副菜	カッテージチーズ 15 g レモン汁 15 g バナナ 50 g パインアップル（缶） 30 g 干しぶどう 10 g	① バナナは小口切りにし，レモン汁を振りかける。 ② パインアップルはいちょう切りにする。 ③ ①②をカッテージチーズで和え，皿に盛り，干しぶどうを散らす。
ミルクティー 飲み物	紅茶 70 g 低脂肪牛乳 100 g	

昼

献立	1人分材料・分量（目安量）	作り方
ごはん 主食	ごはん 180 g	
さけの焼き南蛮 主菜	さけ（生） 70 g 　酒 3 g 油 3 g 長ねぎ 10 g ピーマン 5 g たまねぎ 10 g しょうゆ 5 g 酢 5 g 砂糖 2 g だし汁 5 g 酒 5 g 赤とうがらし（少々）	① さけに酒を振りかけ，油を引いたフライパンで焼く。 ② ねぎ，ピーマン，たまねぎはせん切りにする。 ③ しょうゆ，酢，砂糖，だし汁，酒を合わせ，①と②を漬け込む。 ④ ③を皿に盛り小口切りにしたとうがらしを散らす。
切干だいこんの煮物 副菜	切干だいこん 5 g れんこん 10 g にんじん 5 g 油 2 g だし汁 50 g しょうゆ 3 g 砂糖 1.5 g	① 切干だいこんは水で戻し，一口大に切る。 ② れんこん，にんじんはいちょう切りにする。 ③ 鍋に油を熱し，①，②を炒める。 ④ ある程度炒めたら，だし汁，しょうゆ，砂糖を加え，煮汁がなくなるまで煮る。
きゅうりとわかめの酢の物 副菜	きゅうり 40 g カットわかめ 2 g 酢 8 g しょうゆ 1.5 g だし汁 2.5 g 砂糖 1.5 g	① きゅうりは輪切りにし，わかめは水で戻しておく。 ② 酢，しょうゆ，だし汁，砂糖を合わせ，①と和える。

動脈硬化症

献立	1人分材料・分量（目安量）	作り方
夕 ごはん（主食）	ごはん 180 g	
なすとえのきのみそ汁（汁）	なす 25 g えのきたけ 20 g さやいんげん 20 g だし汁 120 g みそ 8 g	① なすは縦半分に切ってから斜めに切り，えのきたけは食べやすい大きさにさく。 ② さやいんげんは半分に切る。 ③ だし汁で①，②を煮て，みそを溶かす。
豚肉のしょうが焼き（主菜）	豚肉（ロース）70 g 　しょうが 5 g 　しょうゆ 6 g 　みりん 4 g 油 3 g ブロッコリー 40 g トマト 40 g レタス 20 g	① 豚肉をしょうが，しょうゆ，みりんを合わせた液に漬け込む。 ② ブロッコリーはゆで，トマトはくし形に切る。 ③ フライパンに油を引き，①を焼く。 ④ 皿に③を盛り付け，レタスと②を添える。
しゅんぎくのごま和え（副菜）	しゅんぎく 60 g にんじん 10 g 生しいたけ 20 g ごま 5 g しょうゆ 3 g 砂糖 2 g だし汁 2 g	① しゅんぎくはゆでて，一口大に切る。 ② にんじんはせん切りにし，しいたけは薄く切ってそれぞれさっとゆでる。 ③ ごまをすり，しょうゆ，砂糖，だし汁を加えさらにすり混ぜる。 ④ 水気をきった①②を③と和え，皿に盛る。
オレンジ（デザート）	オレンジ 100 g	

献立	1人分材料・分量（目安量）	作り方
間食 ふかしいも	さつまいも 80 g	① さつまいもは一口大に切る。 ② 蒸し器に①を入れて軟らかくなるまで蒸す。

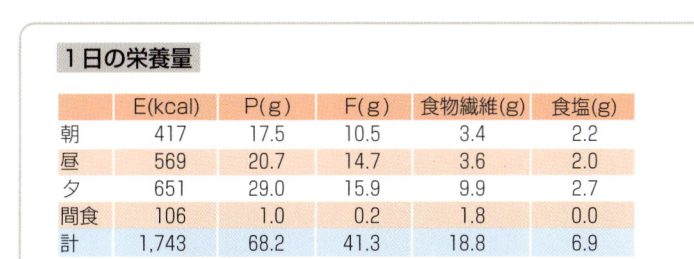

1日の栄養量

	E(kcal)	P(g)	F(g)	食物繊維(g)	食塩(g)
朝	417	17.5	10.5	3.4	2.2
昼	569	20.7	14.7	3.6	2.0
夕	651	29.0	15.9	9.9	2.7
間食	106	1.0	0.2	1.8	0.0
計	1,743	68.2	41.3	18.8	6.9

P：F：C　P 15.7　F 21.3　C 63.0　％

S：M：P ＝ 2.6：4.4：3.0（S：M：Pについては，29ページ参照）

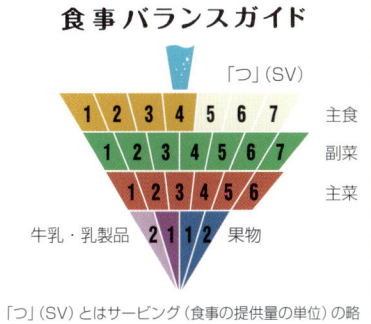

食事バランスガイド

「つ」(SV) とはサービング（食事の提供量の単位）の略

食事計画献立例3

食事計画 | 献立例 3 | 1,800 kcal

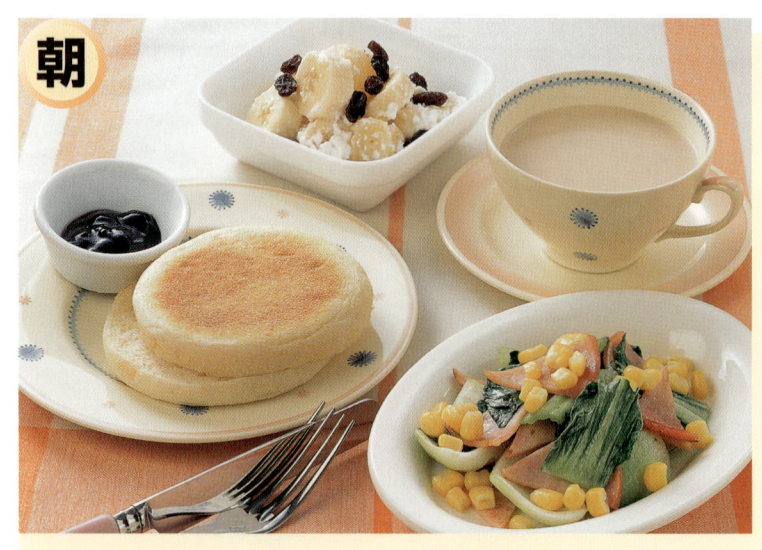

朝

●チーズの中では脂質の少ないカッテージチーズを使って

- **主食** イングリッシュマフィン
- **主菜** ハムと野菜の炒め物
  variation 鶏肉のカレー焼き *p.97*
- **副菜** カッテージチーズのフルーツ和え
  variation カリフラワーのサラダ *p.101*
- **飲み物** ミルクティー
  variation ココアミルクくず湯 *p.104*

	E (kcal)	P (g)	F (g)	食物繊維 (g)	食塩 (g)
イングリッシュマフィン	155	4.9	2.2	1.2	0.7
ハムと野菜の炒め物	98	5.7	6.5	1.1	1.1
カッテージチーズのフルーツ和え	118	3.0	0.9	1.1	0.2
ミルクティー	47	3.9	1.0	0.0	0.2

昼

●低カロリーで食物繊維を含む海藻でもう1品を

- **主食** ごはん
- **主菜** さけの焼き南蛮
  variation いわしのハンバーグ *p.98*
- **副菜** 切干だいこんの煮物
  variation きんぴらごぼう *p.101*
- **副菜** きゅうりとわかめの酢の物
  variation セロリーとアスパラガスのしょうが酢和え *p.103*

	E (kcal)	P (g)	F (g)	食物繊維 (g)	食塩 (g)
ごはん	302	4.5	0.5	0.5	0.0
さけの焼き南蛮	200	14.4	12.0	0.6	0.8
切干だいこんの煮物	50	0.9	2.0	1.4	0.5
きゅうりとわかめの酢の物	17	0.9	0.1	1.2	0.7

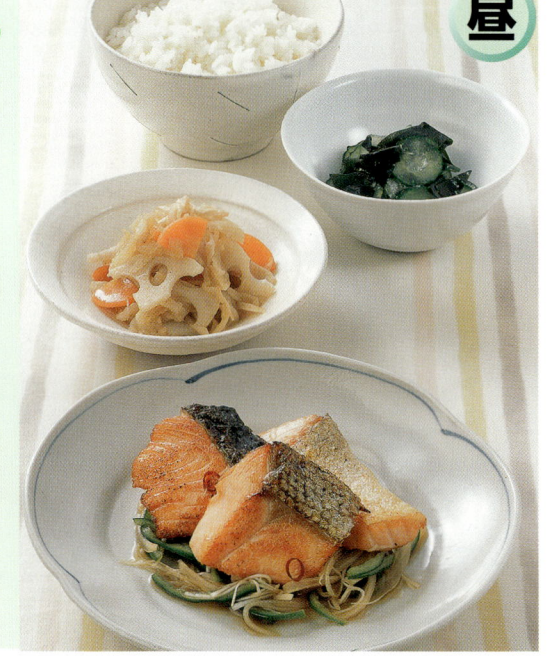

動脈硬化症

夕

● 汁物の具を増やして食塩控めに

主食 ごはん

汁 なすとえのきのみそ汁
variation のっぺい汁 p.96

主菜 豚肉のしょうが焼き
variation 焼きつくねのしそ風味 p.97

副菜 しゅんぎくのごま和え
variation きのことこんにゃくのピリ辛炒め p.102

デザート オレンジ

	E(kcal)	P(g)	F(g)	食物繊維(g)	食塩(g)
ごはん	302	4.5	0.5	0.5	0.0
なすとえのきのみそ汁	33	2.8	0.7	2.2	1.1
豚肉のしょうが焼き	208	17.6	11.6	2.6	1.0
しゅんぎくのごま和え	60	3.3	3.0	3.5	0.6
オレンジ	46	0.9	0.1	1.0	0.0

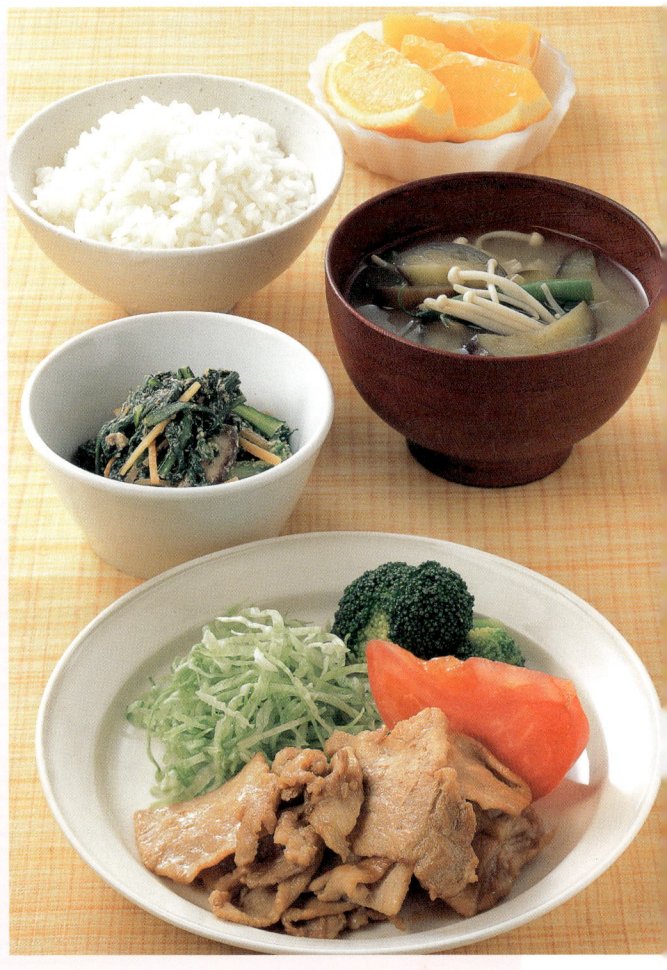

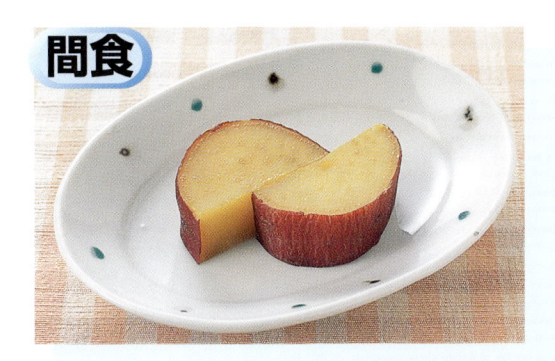

間食

● 自然の甘味を活かしたおやつです

間食 ふかしいも
variation りんごの一口パイ p.104

	E(kcal)	P(g)	F(g)	食物繊維(g)	食塩(g)
ふかしいも	106	1.0	0.2	1.8	0.0

食事計画献立例3

食事計画 | 献立例 4　　　1,800 kcal

調理法の工夫で野菜を無理なくたっぷりとれる献立

朝

献立	1人分材料・分量（目安量）	作り方
ごはん（主食）	ごはん 180 g	
さばの塩焼き（主菜）	さば 60 g 塩 0.5 g さやいんげん 10 g しょうが（少々） しょうゆ 0.5 g	① さばに塩を振って焼く。 ② さやいんげんはゆでてしょうがじょうゆで和えて添える。
松の実サラダ（副菜）	きゅうり 20 g 赤ピーマン 10 g だいこん 50 g ごま油 2 g 酢 5 g しょうゆ 6 g 松の実 10 g	① きゅうり，赤ピーマン，だいこんはせん切りにする。 ② ごま油，酢，しょうゆを混ぜ合わせ，①にかけ，小さく砕いた松の実を散らす。
かき（デザート）	かき 40 g	

昼

献立	1人分材料・分量（目安量）	作り方
パン（主食）	ライ麦パン 90 g	
かきとほうれんそうのグラタン（主菜）	かき 70 g ほうれんそう 100 g たまねぎ 30 g 油 3 g バター 6 g 小麦粉 6 g 低脂肪牛乳 100 g 塩 0.5 g こしょう（少々） スイートコーン（冷凍）15 g 粉チーズ 3 g	① かきは塩水の中で振り洗いする。 ② ほうれんそうはゆでて，2 cmの長さに切り，たまねぎは薄く切る。 ③ ②を油で炒める。 ④ バターで小麦粉を炒め，牛乳を少しずつ加えてのばし，塩，こしょうで味を調えてホワイトソースを作る。 ⑤ 耐熱皿に③を敷いて①を並べ入れ，④のソースをかけ，スイートコーンを散らす。さらに，粉チーズをかけて，オーブンで軽く焦げ目がつくまで焼く。
キウイ（デザート）	キウイ 100 g	

動脈硬化症

献立	1人分材料・分量（目安量）	作り方
夕 ごはん（主食）	ごはん 180 g	
しゃぶしゃぶ風水炊き（主菜）	はくさい 100 g 長ねぎ 20 g しらたき 50 g 木綿豆腐 100 g にんじん 20 g えのきたけ 50 g 生しいたけ 30 g しゅんぎく 30 g 豚肉（もも脂身なし）50 g だし汁 300 g しょうゆ 9 g 酢 15 g	① はくさいは4cmの長さにそぎ切り，ねぎは斜め切りにする。 ② 豆腐を一口大の四角に切る。しらたきはざるにあげておく。 ③ にんじんは3mmの厚さに切る。 ④ えのきたけは下を切り落として，半分の長さに切る。 ⑤ しいたけは軸を除き，飾りを入れる。 ⑥ しゅんぎくは5cmの長さに切る。 ⑦ 豚肉は一口大の大きさに切る。 ⑧ 鍋にだし汁を入れて，しゅんぎく以外の材料を入れて煮る。煮立ったら，しゅんぎくを加え，一煮立ちする。 ⑨ しょうゆと酢を合わせて，たれを作る。
やまいもとオクラのサラダ（副菜）	ながいも 75 g オクラ 10 g マヨネーズ 9 g わさび 2 g しょうゆ 2 g	① ながいもは拍子木切りにする。 ② オクラはさっとゆでて，輪切りにする。 ③ マヨネーズ，わさび，しょうゆを混ぜ，①②を加えてよく和える。

献立	1人分材料・分量（目安量）	作り方
間食 フルーツ寒天ゼリー	寒天 0.7 g 水 30 g グラニュー糖 9 g パインアップル（缶詰）25 g さくらんぼ（缶詰）20 g	① 寒天は水で戻して，水気をきり，分量の水を加える。これを火にかけてグラニュー糖を加えて溶かし，2～3分煮つめてこす。 ② パインアップルは放射線状に切り，さくらんぼは枝と種を取っておく。 ③ 水でぬらした型に①を入れ，固まりかけたところで②を散らして冷蔵庫で冷やす。

1日の栄養量

	E(kcal)	P(g)	F(g)	食物繊維(g)	食塩(g)
朝	558	19.7	17.2	3.1	1.7
昼	555	23.8	14.2	11.4	2.8
夕	639	29.7	15.4	9.8	2.3
間食	71	0.2	0.0	0.3	0.0
計	1,823	73.5	46.9	24.7	6.8

P：F：C　P 16.1　F 23.1　C 60.8 ％

S：M：P ＝ 2.8：3.5：3.7（S：M：Pの算出法は，29ページ参照）

食事バランスガイド

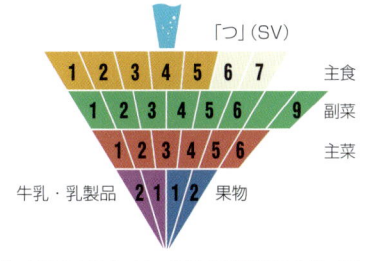

主食　1 2 3 4 5 6 7
副菜　1 2 3 4 5 6 9
主菜　1 2 3 4 5 6
牛乳・乳製品 2 1　1 2 果物

「つ」(SV) とはサービング（食事の提供量の単位）の略

食事計画献立例 4

食事計画 | 献立例 4　　1,800 kcal

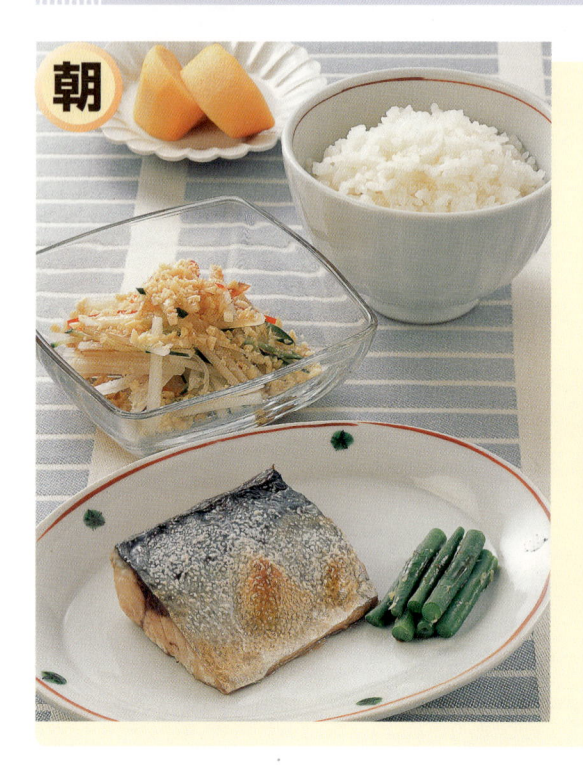

朝

●多価不飽和脂肪酸を豊富に含む松の実を使って

- 主食　ごはん
- 主菜　さばの塩焼き
  variation　たちうおのホイル焼き
- 副菜　松の実サラダ
  variation　ひじきの白和え　p.100
- デザート　かき

	E (kcal)	P (g)	F (g)	食物繊維 (g)	食塩 (g)
ごはん	302	4.5	0.5	0.5	0.0
さばの塩焼き	124	12.6	7.3	0.2	0.8
松の実サラダ	108	2.4	9.3	1.7	0.9
かき	24	0.2	0.1	0.6	0.0

昼

●冬が旬のかきとほうれんそうでミネラル補給を

- 主食　パン
- 主菜　かきとほうれんそうのグラタン
  variation　鶏肉のカレー焼き（主菜） p.97
  と
  コーンスープ（汁） p.96
- デザート　キウイ

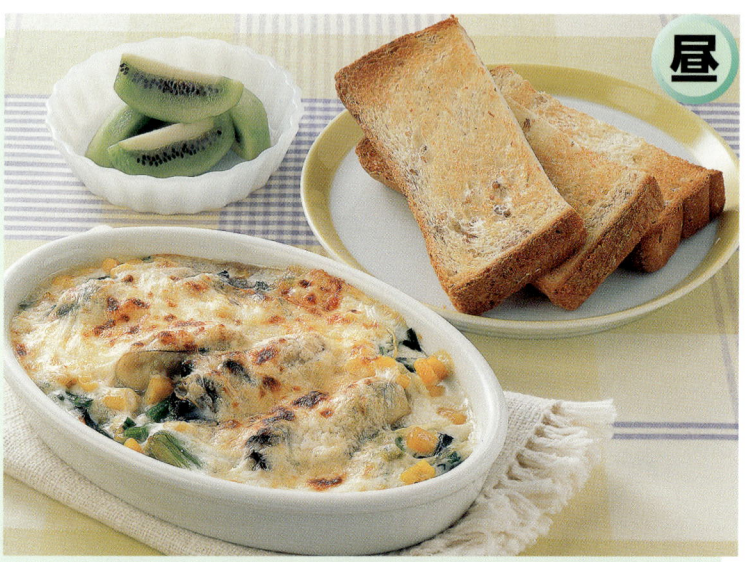

	E (kcal)	P (g)	F (g)	食物繊維 (g)	食塩 (g)
パン	238	7.6	2.0	5.0	1.1
かきとほうれんそうのグラタン	264	15.2	12.1	3.9	1.7
キウイ	53	1.0	0.1	2.5	0.0

| | | 動脈硬化症 |

夕

● 食物繊維が豊富な野菜を鍋でたっぷりと

主食	ごはん
主菜	しゃぶしゃぶ風水炊き *variation* 八宝菜 p.51
副菜	やまいもとオクラのサラダ *variation* オクラと切り干しだいこんの酢の物 p.100

	E (kcal)	P (g)	F (g)	食物繊維 (g)	食塩 (g)
ごはん	302	4.5	0.5	0.5	0.0
しゃぶしゃぶ風水炊き	215	23.0	7.7	8.1	1.7
やまいもとオクラのサラダ	122	2.2	7.2	1.3	0.6

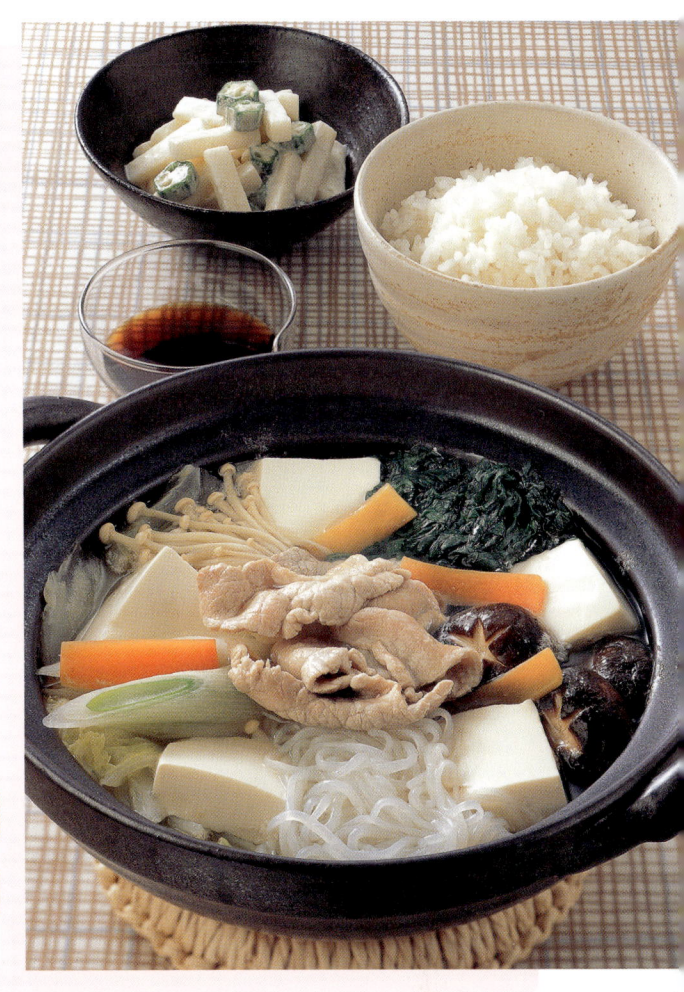

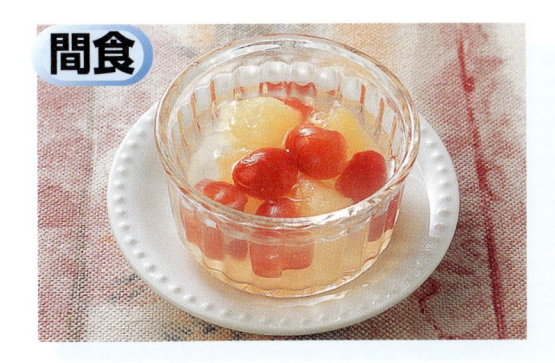

間食

● 脂質ゼロのヘルシーおやつです

| 間食 | フルーツ寒天ゼリー
variation はちみつレモンゼリー p.104 |

	E (kcal)	P (g)	F (g)	食物繊維 (g)	食塩 (g)
フルーツ寒天ゼリー	71	0.2	0.0	0.3	0.0

食事計画献立例4

食事計画 ｜ 献立例 5　　1,800 kcal

食物繊維とビタミンB_1などを豊富に含む玄米を使った献立

朝

献立	1人分材料・分量（目安量）	作り方
バナナのコーンフレーク（主食）	コーンフレーク 30 g バナナ 30 g 干しぶどう 10 g 牛乳 150 g	① バナナは輪切りにする。 ② 器にコーンフレーク，バナナ，干しぶどうをのせ，牛乳をかける。
豆サラダ（主菜）	ひよこまめ（ゆで）60 g トマト 50 g きゅうり 25 g ツナ（缶詰）30 g レタス 15 g 油 6 g 酢 8 g 塩 1 g	① トマトときゅうりは角切りにし，ツナは軽く油をきり，レタスはちぎっておく。 ② ひよこまめ，トマト，きゅうり，ツナを混ぜる。 ③ 油，酢，塩を混ぜて，ドレッシングを作る。 ④ 器にレタスを敷き，②を盛り付け，ドレッシングをかける。

昼

献立	1人分材料・分量（目安量）	作り方
玄米ごはん（主食）	米 40 g 玄米 40 g 水 120 g	
はるさめスープ（汁）	はるさめ（乾燥）10 g 乾しいたけ 2 g たまねぎ 25 g 万能ねぎ 2 g しらす干し 5 g 中華だし 150 g 酒 1 g 塩 0.6 g	① はるさめ，しいたけはそれぞれ水で戻す。 ② しいたけ，たまねぎは薄切り，万能ねぎは小口切りにする。 ③ 鍋に中華だしを入れ，たまねぎを火が通るまで煮，さらにしいたけ，しらす干し，はるさめを加える。 ④ はるさめが軟らかくなったら，塩，酒で味を付け，器に盛り，万能ねぎを散らす。
牛肉の中華風炒め（主菜）	牛肉（もも）80 g 　しょうゆ 3 g 　酒 2.5 g 　かたくり粉 6 g ごぼう 20 g りょくとうもやし 40 g 茎にんにく 25 g 赤ピーマン 15 g にんにく 1.5 g しょうが 3 g ごま油 6 g 酒 5 g オイスターソース 6 g	① 牛肉にしょうゆ，酒，かたくり粉で下味をつけて少し置いておく。 ② ごぼうは5cmくらいの長さの細切りに，茎にんにくは5cmくらいの長さ，赤ピーマンは縦に細切りにする。 ③ にんにく，しょうがはみじん切りにする。 ④ フライパンにごま油を熱し，にんにく，しょうがを香りが出るまで炒める。さらに，②ともやしを加えて炒め，軽く火が通ったら牛肉を加えて炒める。 ⑤ 牛肉の色が変わったら，酒を加え，オイスターソースで調味する。

動脈硬化症

	献立	1人分材料・分量（目安量）	作り方
夕	玄米ごはん（主食）	米 40 g 玄米 40 g 水 120 g	
	豆腐のかき玉あんかけ（主菜）	木綿豆腐 150 g 卵 25 g しめじ 15 g だし汁 100 g しょうゆ 6 g 塩 0.5 g みりん 12 g かたくり粉 3 g 切みつば 2 g だいこん 80 g	① 豆腐は食べやすい大きさに切る。 ② だし汁で豆腐を少し煮て，皿に取り出す。 ③ だし汁にしめじを入れ，火が通ったら，しょうゆ，塩，みりんで味をつけ，水溶きかたくり粉でとろみを付ける。 ④ ③に溶き卵を流し入れ，かき玉を作る。 ⑤ ④を豆腐にかけ，おろして水をきっただいこんとゆでたみつばを飾る。
	かぼちゃのきんぴら（副菜）	かぼちゃ 55 g さやいんげん 15 g 油 3 g いりごま 1.5 g 酒 4 g 砂糖 1 g しょうゆ 2 g 塩 0.4 g こしょう（少々）	① かぼちゃは3 mmくらいの細切りにする。 ② さやいんげんは斜めに切る。 ③ フライパンに油を熱し，①を炒めて軽く火が通ったら②を加える。 ④ 酒，砂糖，しょうゆ，塩，こしょうで味を付け皿に盛り，ごまを振る。

	献立	1人分材料・分量（目安量）	作り方
間食	みかん	みかん 100 g	

1日の栄養量

	E(kcal)	P(g)	F(g)	食物繊維(g)	食塩(g)
朝	474	19.8	14.6	9.4	2.0
昼	628	28.1	16.5	5.8	2.3
夕	590	21.5	14.5	6.1	2.3
間食	46	0.7	0.1	1.0	0.0
計	1,739	70.1	45.7	22.3	6.5

P：F：C　P 16.1　F 23.7　C 60.2　%

S：M：P ＝ 2.9：3.9：3.2（S：M：Pの算出法は，29ページ参照）

食事バランスガイド

主食 1234567
副菜 123456
主菜 1234567
牛乳・乳製品 2 1　果物 1 2

「つ」(SV)とはサービング（食事の提供量の単位）の略

食事計画献立例5

食事計画 | 献立例 5　　1,800 kcal

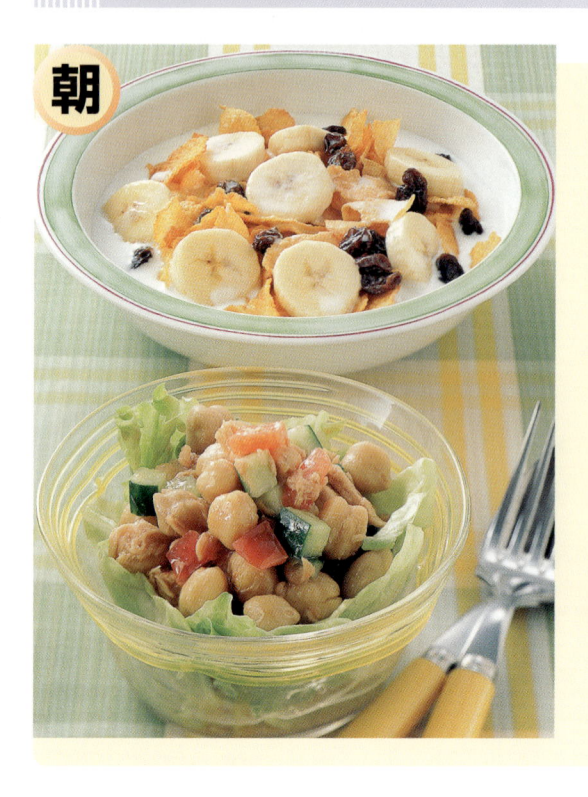

朝

● 良質なたんぱく質を含んだ豆類は便利な水煮缶詰を使って

主食	バナナのコーンフレーク
	variation　オートミール　*p.94*

主菜	豆サラダ
	variation　ささ身と野菜のサラダ　*p.103*

	E (kcal)	P (g)	F (g)	食物繊維 (g)	食塩 (g)
バナナのコーンフレーク	271	7.9	6.3	1.5	0.8
豆サラダ	204	11.9	8.3	7.9	1.2

昼

● 歯ごたえのある食材を使って肉料理にボリュームを

主食	玄米ごはん

汁	はるさめスープ
	variation　中華風スープ　*p.96*

主菜	牛肉の中華風炒め
	variation　豚肉の野菜巻き　*p.49*

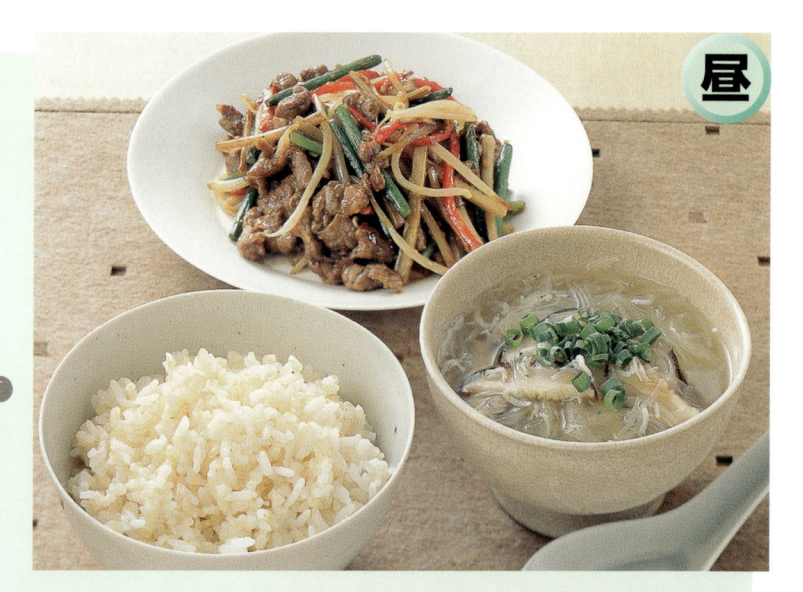

	E (kcal)	P (g)	F (g)	食物繊維 (g)	食塩 (g)
玄米ごはん	282	5.2	1.4	1.4	0.0
はるさめスープ	64	3.9	0.3	1.4	1.1
牛肉の中華風炒め	282	19.1	14.8	3.0	1.2

動脈硬化症

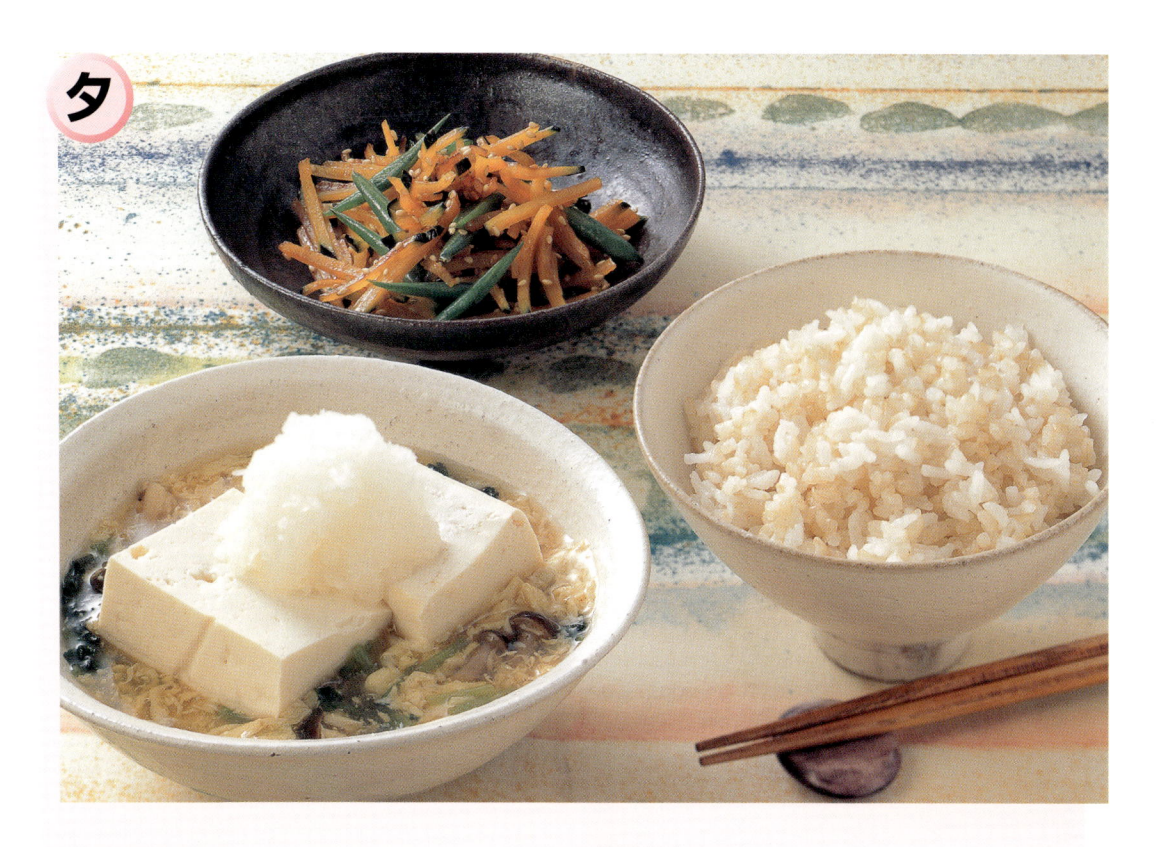

●脂溶性ビタミンを豊富に含むかぼちゃは吸収を助ける油で炒めて

	E (kcal)	P (g)	F (g)	食物繊維 (g)	食塩 (g)
玄米ごはん	282	5.2	1.4	1.4	0.0
豆腐のかき玉あんかけ	208	14.5	9.1	2.2	1.6
かぼちゃのきんぴら	100	1.8	4.0	2.5	0.7

主食 玄米ごはん

主菜 豆腐のかき玉あんかけ
variation ぶりだいこん p.97

副菜 かぼちゃのきんぴら
variation れんこんのごま酢和え p.101

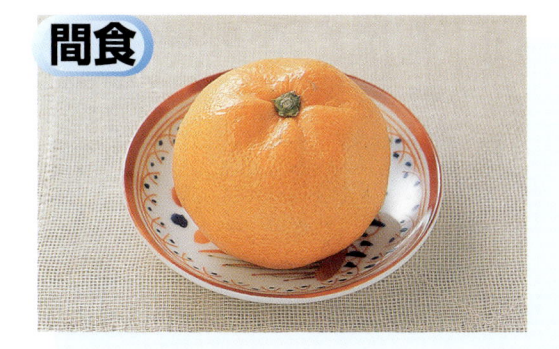

間食

間食 みかん

	E (kcal)	P (g)	F (g)	食物繊維 (g)	食塩 (g)
みかん	46	0.7	0.1	1.0	0.0

食事計画献立例5

組合せ料理例

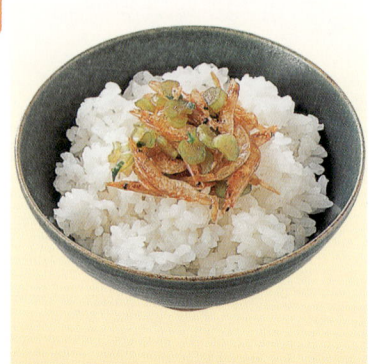

主食

カルシウムごはん

材料・分量（目安量）

ごはん	180 g	だいこんの葉	5 g
		さくらえび	3 g
		しょうゆ	1.5 g

作り方
① だいこんの葉は小口切りにし，さくらえびと混ぜ，しょうゆで味付けする。
② 器にごはんを盛り，②を振りかける。

●カルシウムを多く含むさくらえび，だいこんの葉を使って。

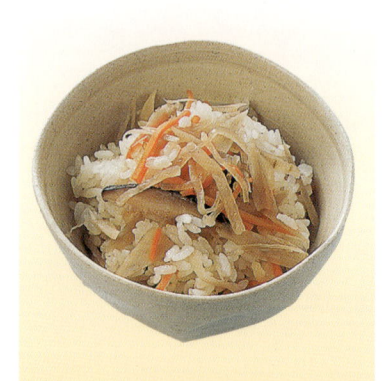

E(kcal)	P(g)	F(g)	食物繊維(g)	食塩(g)
314	6.7	0.7	0.7	0.3

だいこん入り炊き込みごはん

材料・分量（目安量）

米	80 g	乾しいたけ	0.5 g
水	110 g	ごぼう	20 g
酒	5 g	砂糖	1 g
塩	1 g	しょうゆ	2 g
にんじん	15 g	だし汁	15 g
だいこん	15 g		

作り方
① 米は洗って水をきり，分量の水に30分～1時間漬ける。
② にんじん，だいこん，戻した乾しいたけはせん切りにする。ごぼうはささがきにして，水に漬けてあくを抜く。
③ 鍋にだし汁，砂糖，しょうゆを入れ，②を8～10分煮る。ざるに入れて具と煮汁を分ける。
④ 煮汁を計り，酒と塩を加え，①に入れて2割り増しの水加減にして炊く。
⑤ 炊き上がったら具を加えて蒸らす。

●野菜を入れ，食物繊維の摂取とボリュームアップを図ります。

E(kcal)	P(g)	F(g)	食物繊維(g)	食塩(g)
318	5.7	0.8	2.3	1.3

オートミール

材料・分量（目安量）

オートミール	30 g	砂糖	4 g
低脂肪牛乳	200 g	プルーン	10 g
りんご	40 g		

作り方
① オートミールを牛乳で煮る。いちょう切りにしたりんご，砂糖を加えさらに少し煮る。
② 器に①を移し，プルーンを散らす。

●コレステロール低下作用のあるオートミールを使います。

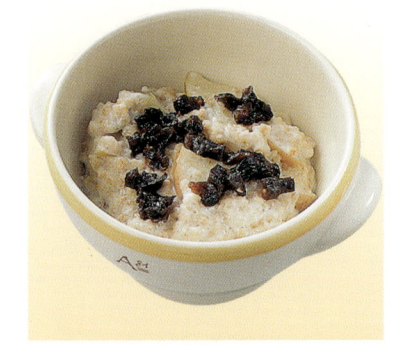

E(kcal)	P(g)	F(g)	食物繊維(g)	食塩(g)
266	12.0	3.8	4.1	0.4

グリンピースごはん

材料・分量（目安量）

米	80 g	みりん	1.5 g
水	90 g	塩	0.6 g
グリンピース	15 g		

作り方
① 米は洗って水をきり，分量の水を加えて30分置く。
② グリンピースはさやから取り出す。
③ ①にみりん，塩，②を加えて炊く。

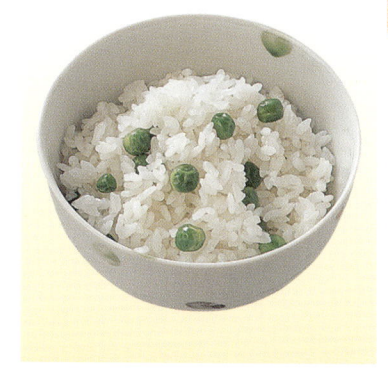

●旬のグリンピースで春を味わいます。

E(kcal)	P(g)	F(g)	食物繊維(g)	食塩(g)
302	5.9	0.8	1.6	0.6

ひじきごはん

材料・分量（目安量）

ごはん	170 g	だし汁	50 g
ひじき	2 g	みりん	3 g
にんじん	15 g	しょうゆ	5 g
れんこん	15 g		
しょうが	2 g		

作り方
① ひじきは水に戻す。にんじんはせん切り，れんこんは小さいいちょう切り，しょうがはせん切りにする。
② 鍋にだし汁，みりん，しょうゆ，①を加え，煮汁がなくなるまで煮る。
③ 炊き上がったごはんに②を加えて混ぜる。

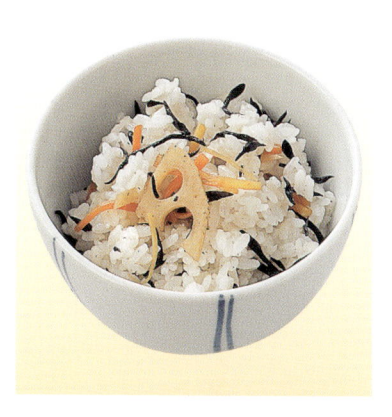

●しょうが風味で目先を変えて。

E(kcal)	P(g)	F(g)	食物繊維(g)	食塩(g)
317	5.5	0.6	2.1	0.9

オープンサンド

材料・分量（目安量）

フランスパン	60 g	きゅうり	15 g
トマト	60 g	フレンチドレッシング	4 g

作り方
① フランスパンは食べやすい厚さに切り，オーブントースターで焼く。
② トマト，きゅうりはさいの目切りにし，フレンチドレッシングで和える。
③ ①に②をのせる。

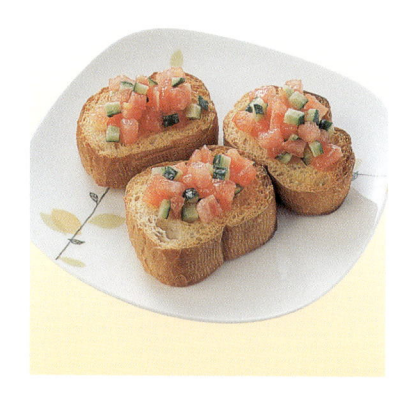

●オープンサンドで野菜をプラス。

E(kcal)	P(g)	F(g)	食物繊維(g)	食塩(g)
197	6.2	2.5	2.4	1.1

組合せ料理例

汁

かぶのみそ汁

材料・分量（目安量）

かぶ	40 g	だし汁	150 g
かぶの葉	10 g	みそ	9 g
油揚げ	5 g		

作り方
① かぶはいちょう切り，かぶの葉は4cm程度の長さに切る。
② 油揚げは熱湯に通して油抜きし，短冊に切る。
③ だし汁で①と②を軟らかく煮，みそを溶いて入れる。

● カルシウムの多いかぶの葉は彩りにも一役立ちます。

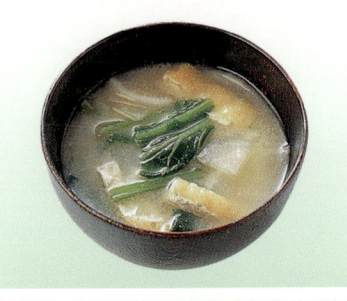

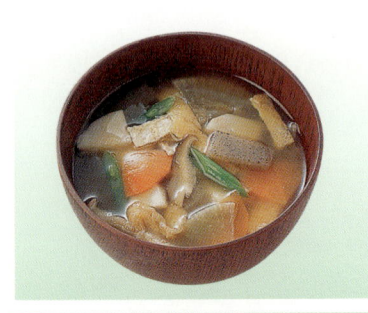

E(kcal)	P(g)	F(g)	食物繊維(g)	食塩(g)
50	3.0	2.2	1.3	1.3

のっぺい汁

材料・分量（目安量）

だいこん	20 g	乾しいたけ	1 g	塩	0.5 g
にんじん	10 g	油揚げ	5 g	しょうゆ	4.5 g
さといも	20 g	さやいんげん	5 g	かたくり粉	1 g
こんにゃく	15 g	だし汁	150 g	水	3 g

作り方
① だいこん，にんじん，さといもはいちょう切りにする。
② こんにゃくは熱湯に通し，短冊に切る。しいたけは戻して薄く切る。油揚げは熱湯に通して油抜きし，短冊に切る。
③ 鍋にだし汁，①②を入れ，煮る。塩，しょうゆで調味し，ゆでて斜めに切ったさやいんげんを入れ，水溶きかたくり粉でとろみをつける。

● 具だくさんの汁物で食物繊維を摂取します。

E(kcal)	P(g)	F(g)	食物繊維(g)	食塩(g)
51	2.5	1.7	1.9	1.3

コーンスープ

材料・分量（目安量）

たまねぎ	30 g	固形コンソメ	0.5 g	牛乳	60 g
油	1 g	クリームコーン（缶）	50 g	塩	0.5 g
小麦粉	3 g			こしょう	（少々）
水	100 g	ホールコーン（冷凍）	5 g	パセリ	（少々）

作り方
① 鍋に油を熱し，半分に切って薄く切ったたまねぎを炒め，たまねぎがしんなりしたら小麦粉を振り入れてさらに炒め，水とコンソメを入れてよく混ぜる。煮立ったら中火にして20分位煮てなめらかにする。
② クリームコーン，ホールコーン，牛乳を入れ，再び煮立ってきたら火を弱めて10分位煮て，塩，こしょうで調味する。器に盛り，パセリを振る。

● コーンはビタミン，食物繊維を多く含みます。

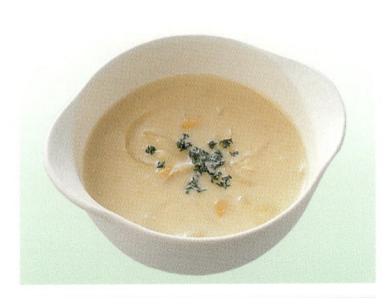

E(kcal)	P(g)	F(g)	食物繊維(g)	食塩(g)
120	3.6	3.7	1.6	1.1

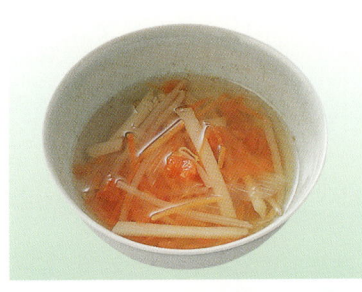

中華風スープ

材料・分量（目安量）

たまねぎ	10 g	中華だし	150 g	
にんじん	5 g	だいずもやし	10 g	
トマト	15 g	塩	0.5 g	
じゃがいも	30 g	こしょう	（少々）	

作り方
① たまねぎは薄切り，にんじんはせん切りにする。トマトはあずき粒大に切る。
② じゃがいもは細切りにする。
③ 鍋に中華だしを入れ，①を煮る。煮立ったらあくを取り，火を弱め，10〜15分煮る。
④ ③に②ともやしを入れて15分位煮込み，塩，こしょうで調味する。

● うす味にすることで，トマトの酸味がより引き立ちます。

E(kcal)	P(g)	F(g)	食物繊維(g)	食塩(g)
39	2.3	0.2	1.1	0.7

動脈硬化症

鶏肉のカレー焼き

材料・分量（目安量）

鶏肉（もも皮なし）	70 g	エリンギ	15 g
カレー粉	0.3 g	ほうれんそう	60 g
塩	0.3 g	油	5 g
こしょう	（少々）	塩	0.3 g
にんじん	15 g	こしょう	（少々）

作り方

① 鶏肉は一口大に切って，カレー粉，塩，こしょうで下味を付ける。
② にんじんは拍子木切り，エリンギは適当な大きさに切る。ほうれんそうはさっとゆでて適当な長さに切る。
③ グリルを温め鶏肉を焼く。
④ 付け合せに，にんじん，エリンギ，ほうれんそうを油で炒め，塩，こしょうで味を付ける。

● カレー風味で食塩を抑えます。

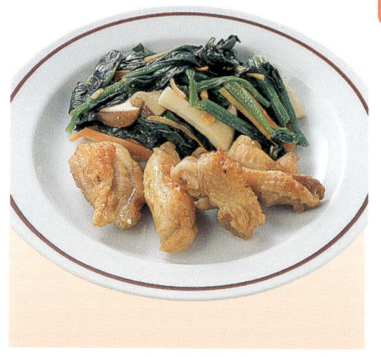

E(kcal)	P(g)	F(g)	食物繊維(g)	食塩(g)
150	15.2	8.1	2.8	0.7

ぶりだいこん

材料・分量（目安量）

ぶり	60 g	酒	5 g
だいこん	100 g	しょうゆ	9 g
さやえんどう	10 g	砂糖	4 g
だし汁	100 g	しょうが	5 g

作り方

① ぶりは2つに切る。だいこんは2cmの厚さの半月に切って面取りをする。
② しょうがをすりおろす。
③ 鍋にだし汁，だいこんを入れ煮立ったら火を弱め，落しぶたをして10分位煮，酒，しょうゆ，砂糖，おろしたしょうがを入れて7～8分煮る。ぶりを加えて12～13分煮る。
④ 最後にさやえんどうを加えて一煮する。

● ぶりはn-3系多価不飽和脂肪酸を多く含みます。

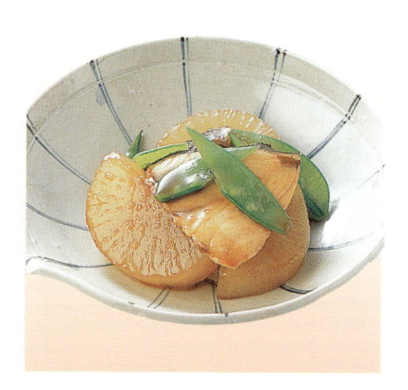

E(kcal)	P(g)	F(g)	食物繊維(g)	食塩(g)
207	14.6	10.7	1.7	1.5

焼きつくねのしそ風味

材料・分量（目安量）

鶏・ひき肉	100 g	酒	5 g
長ねぎ	30 g	しょうゆ	3 g
しょうが	2 g	油	2 g
塩	0.5 g	青じそ	4 g

作り方

① 鶏ひき肉は粘りが出るまで練り混ぜる。
② みじん切りにしたねぎ，しょうがを加えて，さらに練り混ぜる。
③ ②に塩，酒，しょうゆを加えてよく混ぜ，2等分して小判型にまとめる。
④ フライパンに油を熱し，③を並べて強火で焼く。両面にこんがり焼き色がついたら，火を弱めて中まで火を通す。
⑤ 熱いうちにしそで包む。

● 比較的，脂肪含量が少ない鶏ひき肉を使った一品です。

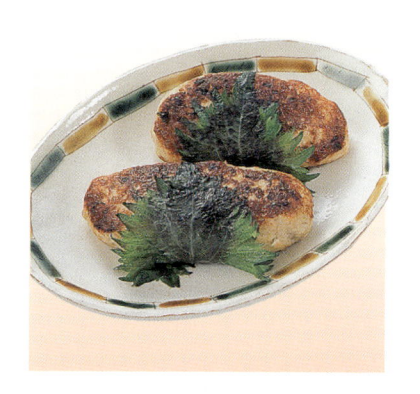

E(kcal)	P(g)	F(g)	食物繊維(g)	食塩(g)
202	21.5	10.3	1.0	1.1

組合せ料理例

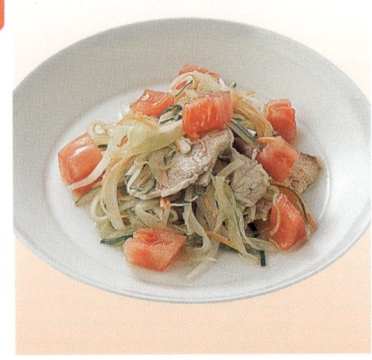

主菜

トマトと豚肉のマリネ

材料・分量（目安量）

豚・ロース薄切り	50 g	セロリー	10 g
塩	1 g	トマト	25 g
こしょう	(少々)	酢	8 g
油	2 g	油	4 g
たまねぎ	40 g	塩	0.7 g
きゅうり	20 g	白ワイン	8 g
にんじん	10 g		

作り方
① 豚肉は塩，こしょうで下味を付け，油を熱したフライパンで焼く。
② たまねぎは薄切り，きゅうりとにんじん，セロリーはせん切り，トマトは角切りにする。
③ 酢，油，塩，白ワインを混ぜ，①②とよく混ぜる。

●酢を使い，食塩を抑えます。

E(kcal)	P(g)	F(g)	食物繊維(g)	食塩(g)
192	11.5	12.1	1.5	1.8

いわしのハンバーグ

材料・分量（目安量）

いわし	60 g	小麦粉	3 g
塩	0.3 g	油	4 g
こしょう	(少々)	トマト	50 g
たまねぎ	20 g	なす	30 g
にんにく	0.5 g	油	3 g
油	1 g	青じそ	1 枚

作り方
① いわしは手開きにして皮をむき，尾，骨を除いて包丁で粗みじんにたたき，塩，こしょうを振る。
② たまねぎ，にんにくはみじん切りにし，油で炒める。これを①に混ぜ，円盤型にまとめ，小麦粉を薄くまぶす。
③ ②を油を熱したフライパンで焼き，皿にしそを敷いてその上に盛り付ける。
④ トマトとなすは1cm角に切り，油でなすを炒め，トマトを加えて塩，こしょうで調味し，③に添える。

●いわしをミンチにして，食べやすくします。

E(kcal)	P(g)	F(g)	食物繊維(g)	食塩(g)
239	13.1	16.5	1.7	0.5

さわらのかぶら蒸し

材料・分量（目安量）

さわら	70 g	卵白	5 g
塩	0.5 g	だし汁	30 g
酒	2.5 g	塩	0.3 g
にんじん	5 g	しょうゆ	3 g
根みつば	3 g	かたくり粉	1 g
かぶ	60 g	水	3 g

作り方
① さわらに塩，酒を振る。にんじんはいちょう切りにする。
② かぶはすりおろして水気をきり，卵白を入れて混ぜる。
③ バットに①のさわらを並べ，②をのせ，にんじんを彩りよく散らす。
④ 蒸気の上がった蒸し器に③を入れ，10分位蒸し，みつばをのせてさらに少し蒸す。
⑤ だし汁を温め，塩，しょうゆを加え，水で溶いたかたくり粉でとろみを付ける。
⑥ 器に④を盛り，⑤をかける。

●蒸すことにより魚の油を効率よく摂取できます。

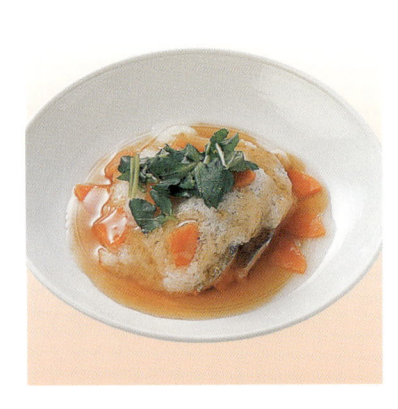

E(kcal)	P(g)	F(g)	食物繊維(g)	食塩(g)
150	15.4	6.9	1.1	1.4

夏野菜のキッシュ

材料・分量（目安量）

なす	20 g	牛乳	75 g
ピーマン	20 g	粉チーズ	1.5 g
かぼちゃ	40 g	塩	0.5 g
油	4 g	こしょう	（少々）
卵	30 g		

作り方
① なす，ピーマン，かぼちゃは2cm位の角切りにする。
② なすとピーマンを油で炒め，ゆでたかぼちゃを加えて炒める。
③ 卵，牛乳，粉チーズ，塩，こしょうを混ぜ合わせる。
④ ②を器に入れ，③をかけてオーブンで焼き目がつくまで焼く。

● 卵黄はコレステロールを多く含むため，卵半分でボリュームある一品に。

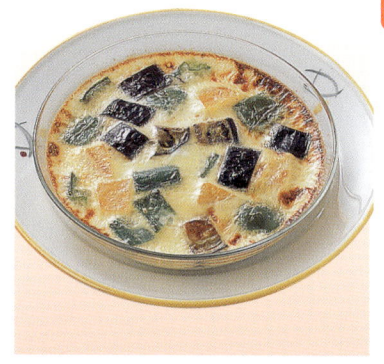

E(kcal)	P(g)	F(g)	食物繊維(g)	食塩(g)
185	8.0	10.6	2.3	0.7

なめたけ納豆

材料・分量（目安量）

納豆	30 g	万能ねぎ	1 g
なめたけ	15 g	しょうゆ	2 g

作り方
① 納豆，なめたけを混ぜ合わせ，しょうゆを加えて混ぜる。
② 万能ねぎは小口切りにする。
③ ①を器に盛り付け，万能ねぎを振りかける。

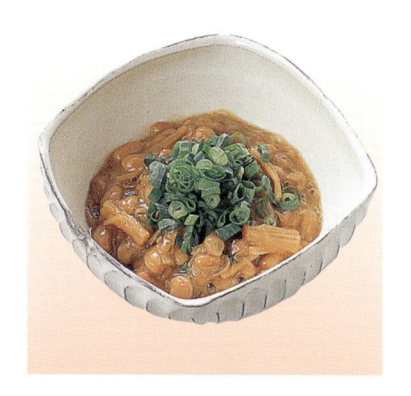

● だいこんおろしやゆでたもやしなども納豆とよく合います。

E(kcal)	P(g)	F(g)	食物繊維(g)	食塩(g)
68	5.7	3.0	2.7	0.9

あさりとこまつなの炒め物

材料・分量（目安量）

こまつな	80 g	油	3 g
殻つきあさり	50 g（正味）	だし汁	30 g
りょくとうもやし	20 g	しょうゆ	5 g
しょうが	3 g	酒	2.5 g

作り方
① こまつなはさっとゆでて，水気をしぼり，4cmの長さに切る。
② あさりはざるに入れて振り洗いし，水気をきる。
③ もやしはさっとゆでておく。
④ 鍋に油を熱し，しょうがのみじん切りを炒め，①②③を加えて炒める。
⑤ だし汁，しょうゆ，酒を入れてふたをし，こまつなが軟らかくなるまで煮る。

● あさりはビタミンB$_{12}$・鉄，こまつなはカルシウム・鉄を多く含みます。

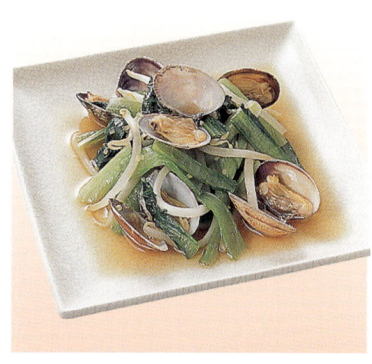

E(kcal)	P(g)	F(g)	食物繊維(g)	食塩(g)
64	5.1	3.3	1.8	1.9

組合せ料理例

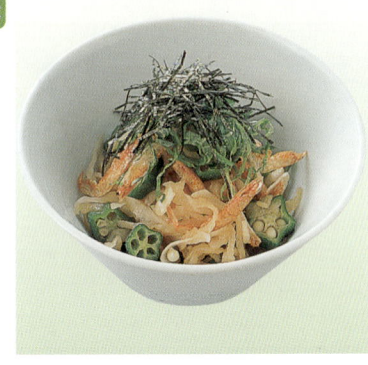

副菜

オクラと切干しだいこんの酢の物

材料・分量（目安量）

オクラ	20 g	のり	0.3 g
切干しだいこん	8 g	酢	5 g
さくらえび	3 g	しょうゆ	4 g
青じそ	1 g		

作り方

① オクラはゆがいて，輪切りにする。
② 切干しだいこんはお湯で戻しておく。
③ 酢，しょうゆを混ぜて調味料を作る。
④ ①②③，さくらえびを混ぜ合わせて器に盛る。
⑤ 細かく刻んだしそ，のりを散らす。

●切干しだいこん，さくらえびはカルシウムを多く含みます。

E(kcal)	P(g)	F(g)	食物繊維(g)	食塩(g)
43	3.3	0.2	2.8	0.7

ひじきの白和え

材料・分量（目安量）

ひじき	8 g	木綿豆腐	90 g
しめじ	20 g	いりごま	4 g
にんじん	15 g	砂糖	4.5 g
さやいんげん	15 g	塩	0.5 g
だし汁	50 g		
しょうゆ	6 g		

作り方

① ひじきは水で戻し，水気をきる。
② しめじは石づきを取り，ほぐしておく。
③ にんじんは短冊切りにする。
④ さやいんげんはゆでて，4～5cmの長さに切る。
⑤ 豆腐は粗くほぐして，2～3分熱湯でゆで，布巾で水気をしっかり取る。
⑥ ①②③をだし汁，しょうゆで4～5分煮て，汁気をきる。
⑦ ごまをすり，⑤，砂糖，塩を加えてよくすり，④⑥を加えて混ぜる。

●ひじきはカルシウム，鉄が豊富な食材です。

E(kcal)	P(g)	F(g)	食物繊維(g)	食塩(g)
135	9.1	6.2	5.8	1.7

たけのこの煮物

材料・分量（目安量）

ゆでたけのこ	50 g	だし汁	200 g
にんじん	15 g	しょうゆ	3 g
生しいたけ	15 g	みりん	9 g
さやえんどう	10 g	塩	0.5 g
油揚げ	5 g	かつお節	1 g

作り方

① ゆでたけのこは2～3cm角に切る。
② にんじんはいちょう切り，しいたけは半分に切る。さやえんどうはさっとゆでる。
③ 油揚げは5mm幅に切る。
④ だし汁で①～③を5～6分煮て，しょうゆ，みりん，塩を加えてさらに15分煮る。
⑤ 器に盛って，かつお節をかける。

●しいたけのうま味で食塩を抑えます。

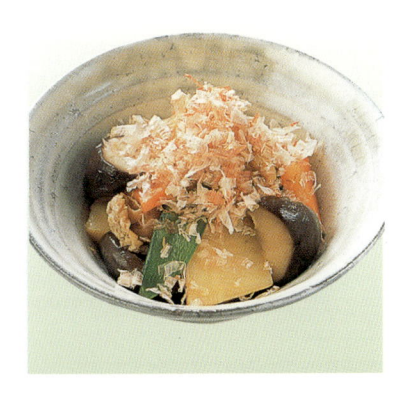

E(kcal)	P(g)	F(g)	食物繊維(g)	食塩(g)
77	5.1	1.9	2.9	1.2

動脈硬化症

副菜

きんぴらごぼう

材料・分量（目安量）

ごぼう	50 g	しょうゆ	4 g
にんじん	10 g	酒	3 g
赤とうがらし	0.1 g	だし汁	5 g
油	3 g	いりごま	1 g
砂糖	3 g		

作り方
① ごぼうは4～5cmの長さに切ってせん切りにし，水に漬けておく。
② にんじんは5cmの長さにせん切りにする。
③ とうがらしは小口切りにする。
④ 鍋に油を熱し，③を炒め，水気をきった①と②を加えて炒める。
⑤ 砂糖，しょうゆ，酒，だし汁を加えて汁気がとぶまで煮る。
⑥ 器に盛り付けて，ごまを振りかける。

●食物繊維の多いごぼうを使った一品です。

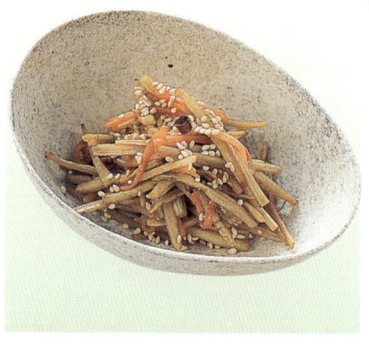

E(kcal)	P(g)	F(g)	食物繊維(g)	食塩(g)
88	1.5	3.6	3.3	0.6

れんこんのごま酢和え

材料・分量（目安量）

れんこん	50 g	砂糖	3 g
にんじん	10 g	しょうゆ	6 g
さやいんげん	10 g	酢	6 g
いりごま	3 g	だし汁	6 g

作り方
① れんこんは薄い半月切りにして，水に漬けておく。
② にんじんは薄いいちょう切りにする。
③ さやいんげんはさっとゆでる。
④ 砂糖，しょうゆ，酢，だし汁を混ぜて調味料を作る。
⑤ ①②③に，④を加えて混ぜる。
⑥ 器に盛って，ごまを振る。

●ごま風味と酢を使った減塩メニューです。

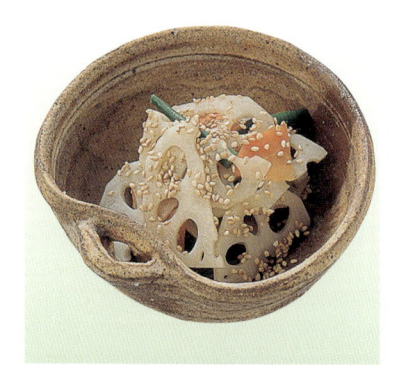

E(kcal)	P(g)	F(g)	食物繊維(g)	食塩(g)
74	2.3	1.7	1.9	0.9

カリフラワーのサラダ

材料・分量（目安量）

カリフラワー	70 g	ピーマン	15 g
ツナ（缶）	15 g	フレンチドレッシング	5 g
ミニトマト	30 g		

作り方
① カリフラワーは小房に切って，ゆがく。
② ミニトマトは半分に切る。
③ ピーマンは細く輪切りにする。
④ ①②③とツナを混ぜて，器に盛り付けドレッシングをかける。

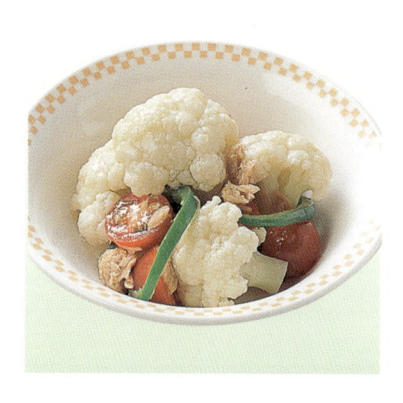

●ゆでてもビタミンCの損失が少ないカリフラワーを使います。

E(kcal)	P(g)	F(g)	食物繊維(g)	食塩(g)
91	5.2	5.5	2.8	0.3

組合せ料理例

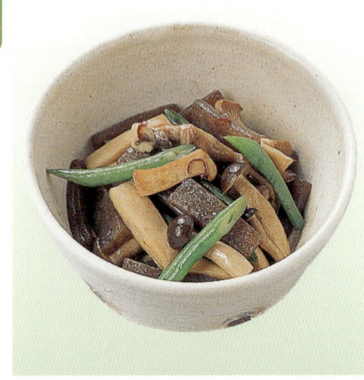

副菜

きのことこんにゃくのピリ辛炒め

材料・分量（目安量）

エリンギ	20 g	赤とうがらし	0.2 g
まいたけ	20 g	油	4 g
しめじ	20 g	しょうゆ	7 g
こんにゃく	50 g	みりん	6 g
さやいんげん	10 g	だし汁	20 g

作り方

① エリンギは4cmの長さに切り，食べやすい大きさにさく。
② まいたけ，しめじは石づきを取って小房に分ける。
③ こんにゃくは熱湯に通し，短冊切りにし，さやいんげんはゆでて斜めに切る。
④ とうがらしは小口切りにする。
⑤ 鍋に油を熱して，④，こんにゃくの順に入れて5〜6分炒める。
⑥ ⑤に①②としょうゆ，みりん，だし汁を加え汁気がなくなるまで煮る。
⑦ 最後にさやいんげんを加えて一煮立ちさせる。

E(kcal)	P(g)	F(g)	食物繊維(g)	食塩(g)
74	2.9	4.4	3.6	1.0

●エネルギーの少ない食材で満腹感を出します。

海藻サラダ

材料・分量（目安量）

もずく	20 g	砂糖	2.5 g
カットわかめ	2 g	みりん	4 g
とさかのり	1 g	塩	0.5 g
れんこん	30 g	こしょう	（少々）
酢	10 g		

作り方

① わかめ，とさかのりは水で戻しておく。
② れんこんはよく洗っていちょう切りにし，ゆでる。
③ ①②，もずくを混ぜ，酢，砂糖，みりん，塩，こしょうを混ぜた調味料を加える。

E(kcal)	P(g)	F(g)	食物繊維(g)	食塩(g)
45	1.0	0.1	1.6	1.1

●カリウムを多く含む海藻を使ったサラダです。

温野菜のごまドレッシング和え

材料・分量（目安量）

ブロッコリー	45 g	めんつゆ（3倍濃厚）	6 g
アスパラガス	20 g	マヨネーズ	8 g
スナップえんどう	20 g	酢	3 g
いりごま	6 g		

作り方

① ブロッコリー，アスパラガス，スナップえんどうをゆがく。
② ごま，めんつゆ，マヨネーズ，酢を混ぜて調味料とする。
③ ①を器に盛り付けて，②をかける。

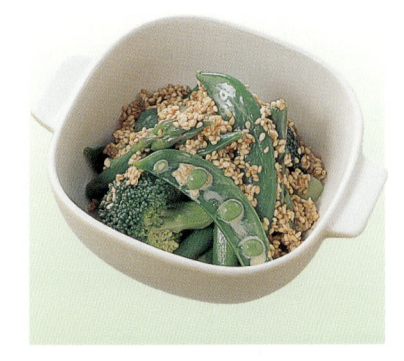

E(kcal)	P(g)	F(g)	食物繊維(g)	食塩(g)
127	4.6	9.6	3.6	0.8

●ごまには抗酸化作用のあるゴマリグナンがたっぷり含まれています。

副菜

ささ身と野菜のサラダ

材料・分量（目安量）

鶏肉（ささ身）	20 g	サニーレタス	10 g
じゃがいも	50 g	ヤングコーン（ゆで）	30 g
にんじん	20 g	サウザンアイランド 　　ドレッシング	15 g

作り方
① 鶏肉は火を通し，適当な大きさにさく。
② じゃがいも，にんじんは拍子木切りにしてゆでる。
③ サニーレタスを適当な大きさにちぎって器に盛り，①②，ヤングコーンを盛ってドレッシングをかける。

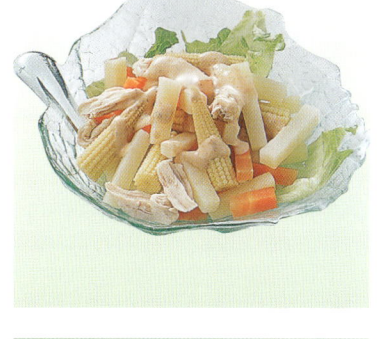

● 肉の脂を抑えるためささ身を使います。

E(kcal)	P(g)	F(g)	食物繊維(g)	食塩(g)
139	6.5	6.5	2.2	0.6

セロリーとアスパラガスのしょうが酢和え

材料・分量（目安量）

アスパラガス	15 g	だし汁	6 g
セロリー	15 g	塩	0.2 g
みょうが	5 g	しょうゆ	1 g
レタス	10 g	しょうが汁	2 g

作り方
① アスパラガスはさっとゆでて，2 cmの長さに切る。
② セロリー，みょうがは3 cm幅に切って，せん切りにする。
③ レタスは食べやすい大きさに切る。
④ だし汁，塩，しょうゆ，しょうが汁を混ぜて調味料を作る。
⑤ ①②③を④で和えて，器に盛る。

● しょうが風味で食塩を抑えて。

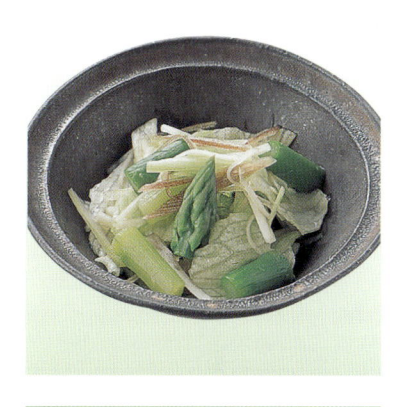

E(kcal)	P(g)	F(g)	食物繊維(g)	食塩(g)
9	0.8	0.1	0.7	0.4

ゴーヤサラダ

材料・分量（目安量）

ゴーヤ	50 g	塩	0.1 g
たまねぎ	50 g	こしょう	（少々）
かに風味かまぼこ	10 g	マヨネーズ	6 g

作り方
① ゴーヤは半分に切って種を取って薄切りにし，塩ゆでして水をきる。
② たまねぎは薄くスライスして，水にさらしておく。
③ かにかまぼこは細くさく。
④ 塩，こしょう，マヨネーズを混ぜて調味料とし，①②③を加える。

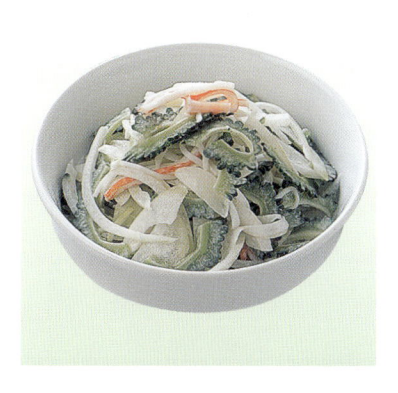

● ゴーヤはビタミン豊富な食材です。

E(kcal)	P(g)	F(g)	食物繊維(g)	食塩(g)
78	2.3	4.7	2.1	0.4

組合せ料理例

組合せ料理例

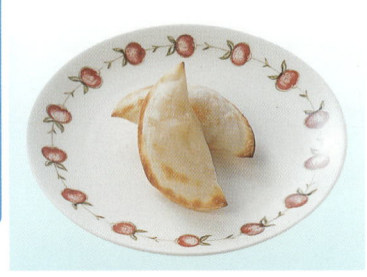

デザート・間食

りんご一口パイ

材料・分量（目安量）

りんご	50 g	シナモン	0.5 g
砂糖	3 g	レモン汁	0.1 g
水	15 g	ぎょうざの皮	12 g（2枚）

作り方
① りんごは半分に切り、芯を取って7mm位の厚さに切る。鍋にりんごを入れて砂糖をまぶし、水を加える。ふたをして弱火で蒸し煮する。
② ブクブクいってきたらふたを取り、汁をからめながら煮詰め、シナモンとレモン汁を加えてからめ、火から下ろす。
③ ぎょうざの皮に②をのせ、半分に折って端をよく付ける。
④ オーブントースターで3〜4分焼く。

●りんごを皮ごと使い、食物繊維とリンゴポリフェノールを摂取します。

E(kcal)	P(g)	F(g)	食物繊維(g)	食塩(g)
75	1.2	0.2	1.0	0.0

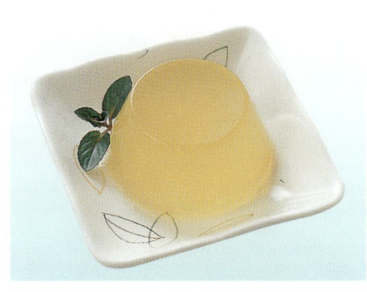

はちみつレモンゼリー

材料・分量（目安量）

レモン汁	20 g	ゼラチン	2 g
はちみつ	20 g	ミントの葉	1枚
水	50 g		

作り方
① ボウルにレモン汁、はちみつを混ぜ合わせておく。
② ゼラチンは水に入れてふやかしておく。
③ ②を電子レンジで30秒加熱し、溶けたら①に合わせる。
④ ③のボウルを氷水に当てながら冷やし、冷めたら水で濡らした型に入れて冷蔵庫で冷やし固める。
⑤ 型から出して器に盛り、ミントを飾る。

●レモン汁からビタミンCを摂取します。

E(kcal)	P(g)	F(g)	食物繊維(g)	食塩(g)
71	1.9	0.0	0.0	0.0

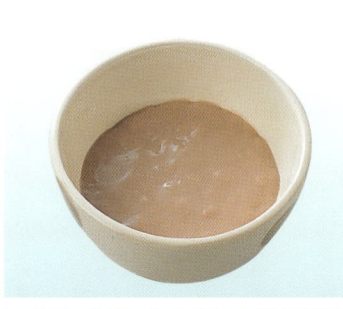

ココアミルクくず湯

材料・分量（目安量）

くず粉	5 g
ココア	3 g
牛乳	100 g

作り方
① 鍋にくず粉、ココアを入れ、牛乳を半量入れて混ぜ、くず粉を溶かし、残りの牛乳も加える。
② ①を火にかけ、濃度がついてプツプツ煮立つまで練り混ぜる。

●くず粉を使用して糖質の吸収をゆっくりに。

E(kcal)	P(g)	F(g)	食物繊維(g)	食塩(g)
97	3.5	4.0	0.2	0.1

ヨーグルトバナナセーキ

材料・分量（目安量）

バナナ	20 g	プレーンヨーグルト	80 g
もも（缶詰）	20 g	氷	3個

作り方
① 果物は薄く切る。
② ミキサーに①、ヨーグルト、氷を入れ、滑らかになるまでミキサーにかける。

●ヨーグルトで腸を整えます。

E(kcal)	P(g)	F(g)	食物繊維(g)	食塩(g)
84	3.2	2.5	0.5	0.1

高尿酸血症，痛風

高尿酸血症，痛風の医学 ………… 106
医師：田中　明（女子栄養大学）

栄養食事療法 ………………………… 110
管理栄養士：熊代千鶴恵（大阪樟蔭女子大学）

食事計画｜献立例 …………………… 116
管理栄養士：熊代千鶴恵（大阪樟蔭女子大学）

組合せ料理例 ………………………… 128
管理栄養士：熊代千鶴恵（大阪樟蔭女子大学）

高尿酸血症，痛風の医学

Ⅰ．高尿酸血症，痛風の概要

① 高尿酸血症とは

1．尿酸の代謝（図1）

　尿酸は細胞の核にある核たんぱく質が分解されたものです。核たんぱく質はたんぱく質分解酵素により核酸とたんぱく質に分解されます。核酸は多数のヌクレオチドが連なった化合物ですが，核酸分解酵素によりヌクレオチドに分解されます。ヌクレオチドはリン酸と五炭糖（リボースまたはデオキシリボース）と塩基（プリン体またはピリミジン）から構成されています。プリン体[*1]はアデニンとグアニンの2種類ありますが，分解されてキサンチンとなり，最終的に尿酸が生成されます。

　体内には約1,200 mgの尿酸プールがあり，そのうち約700 mgが1日に生成され，排泄されています。

2．尿酸の生成（図1）

　心筋梗塞，癌，飢餓，白血病などで組織や血球が崩壊する場合，細胞中の核たんぱく質が分解され尿酸の生成が増加します。また，プリン体を多く含む食品を摂取すれば尿酸が増加します。体内でヌクレオチドの合成が増加して尿酸が増加する場合もあります。

　アルコールはプリン体の1つであるアデニンの分解を亢進させて尿酸を増加します（図1）。アルコールから生じる乳酸は尿酸の排泄を低下させます。また，アルコール飲料の中でもビールはプリン体を多く含みます（表3）。

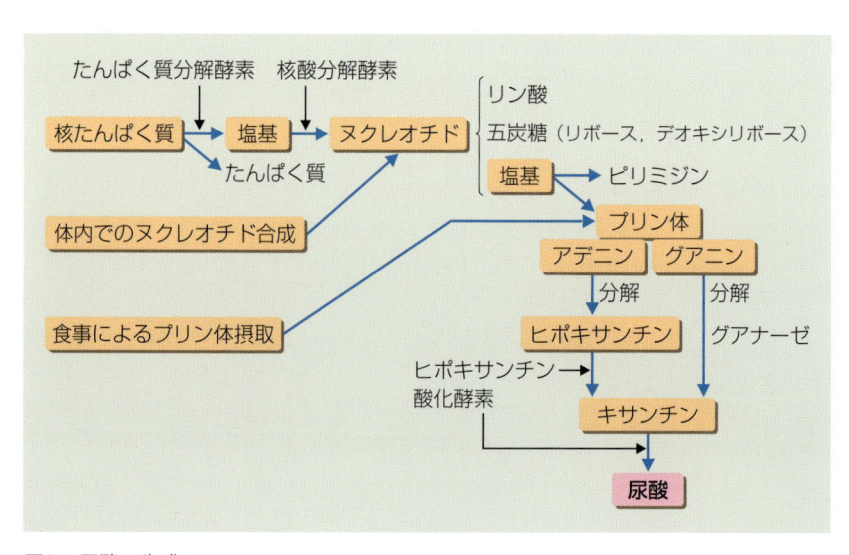

[*1] プリン環を化学構造に持つ物質の総称。

図1　尿酸の生成

3．尿酸の排泄

1日700 mgの尿酸排泄のうち，500 mgは尿中に，200 mgは汗や消化管に排泄されます。

4．高尿酸血症の分類

高尿酸血症は尿酸増加の原因により，①生成過剰型，②排泄低下型，③両者の混合型に分類されます。

1 生成過剰型高尿酸血症

原発性としてはプリン体の体内合成増加，2次性としては腫瘍，炎症，熱傷，飢餓による組織崩壊で，核たんぱく質分解増加により尿酸が増加します。

2 排泄低下型高尿酸血症

腎機能障害では尿酸排泄が低下します。サイアザイド系降圧利尿薬，ピラジナマイド（抗結核薬）などの薬剤は尿酸排泄を低下させます。血液の酸性化（アシドーシス），重症の糖尿病，飢餓状態などでは尿が酸性化し，尿酸排泄が低下します。

❷ 痛風とは

痛風は尿酸塩結晶が引き起こす結晶誘発性関節炎です。

痛風は体内の尿酸増加により引き起こされ，高尿酸血症を認めます。尿酸増加により尿酸結晶が析出し，急性関節炎，痛風結節，尿路結石などを引き起こします。中年男性に多いですが，最近は若年化傾向が見られます。男性に圧倒的に多く，女性の50倍の頻度です。

生活習慣との関連が強く，たんぱく質やアルコールの過剰摂取，肥満，糖尿病及び飢餓状態は尿酸を増加します。尿酸代謝に関係する遺伝性因子による高尿酸血症も明らかになっています。また，サイアザイド系降圧利尿薬や抗結核薬のピラジナマイドは尿酸の排泄を低下させ，高尿酸血症の原因となります。

❸ 痛風の症状

1．急性関節炎

過飽和状態の尿酸は関節内で針状結晶を析出します。針状結晶は炎症物質を増加し，急性関節炎を起こします。結晶生成は温度の低下や酸性化により増加します。下肢の小関節，特に，第1中足趾関節[*2]が好発部位です。足の運動，寒冷，ストレス，疲労，高プリン体食品・アルコールの過剰摂取などをきっかけに，突然発症し，患部の発赤，熱感，腫脹，疼痛を生じます。1日で炎症は最高となり，白血球増加，血沈亢進，C反応たんぱく（CRP）増加を認め，1週間ほどで鎮静化します。

[*2] 足の親指の付け根の関節。

2．痛風結節

　尿酸結晶を結合組織が取り巻く形で，関節周囲や耳殻に痛風結節が生じます。これが増大すると骨，軟骨の破壊が起こります。

3．腎障害（痛風腎）

　腎髄質に尿酸結晶が蓄積し，腎障害を生じます。腎盂腎炎も多く見られます。また，高血圧，脂質・糖代謝異常の合併は，細動脈硬化を促進し，腎皮質の糸球体や尿細管の障害を促進します。

4．尿路結石

　痛風の20～30％に認めます。尿の酸性化は尿酸結石を増加させます。

　ヒトの尿はpH5～8まで変動しますが，pHが5～6と酸性に傾くと尿酸結石ができやすくなります。

Ⅱ. 高尿酸血症，痛風の検査と診断

❶ 高尿酸血症，痛風の検査

1．血中尿酸値

　血中尿酸の正常値は3～7 mg/dl ですが，7 mg/dl で飽和状態になります。8～9 mg/dl 以上は痛風による急性関節炎発作の頻度が高くなります。尿酸の過剰は痛風を起こしますが，血中尿酸は抗酸化作用を介して生体防御に関わっており，血中尿酸の低下も問題となります。

2．炎症反応

　急性関節炎発作時には，血液白血球増加，C反応たんぱく（CRP）増加，血沈亢進を認めます。

3．関節液検査

　関節液菌培養の陰性を確認します。関節液で尿酸結晶を認めます。

❷ 高尿酸血症，痛風の診断

　高尿酸血症は，血清尿酸値7 mg/dl を超えた状態で，痛みなどの症状はありません。

　痛風は肥満の中年男性に多く見られ，高尿酸血症と特徴のある下肢の急性関節炎発作により診断は容易です。急性関節炎の特徴は，繰り返す単関節炎で，1日で最大になる局部の発赤，腫脹，熱感が出現し，第1中足趾関節に好発することです。症状が明らかであれば，関節液検査なしで診断可能です。

Ⅲ. 高尿酸血症，痛風の治療

高尿酸血症及び痛風の急性関節炎発作に対する治療が必要です。

❶ 栄養食事療法

　高エネルギー食は尿酸を増加しやすく，肥満予防のためにも避けるようにします。炭水化物は肥満を予防するためにも過剰摂取に注意します。プリン体を多く含む内臓，獣鳥肉，大豆，ビールなどの食品を避けるようにします。尿中への尿酸排泄を促進するために1日2ℓ以上の水分を補給します。尿酸は酸性化により溶解度が低下し，結晶が析出しやすくなるため，酸性食品（肉・卵など）を避け，アルカリ食品（野菜，牛乳，果物など）を摂取するようにします。アルコールは尿酸を増加するので禁止あるいは制限します。

①肥満の解消
②栄養食事療法
　・プリン体の摂取制限
　・十分な水分摂取
　・適正なエネルギー摂取
　・尿のアルカリ化のための食品の摂取
　・アルコールの摂取制限
　　アルコールは原則禁止ですが，制限して許可する場合は，1日日本酒なら1合，ビールなら500 ml，ウイスキーならダブル1杯さらに週2日以上のノーアルコールデー
③適度な運動の推奨
④ストレス解消も重要な要因となります

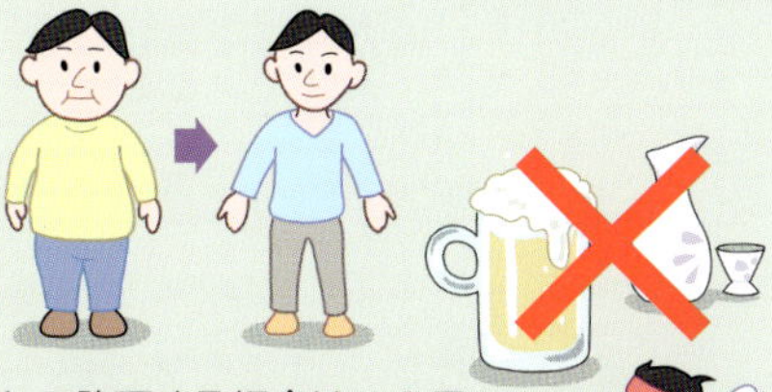

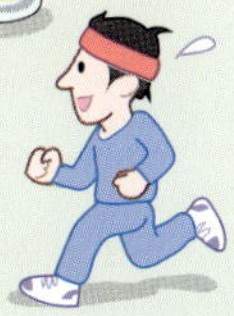

図2　高尿酸血症に対する生活指導

❷ 薬物療法

１．高尿酸血症に対する治療

　血中尿酸値が8～9 mg/dℓ以上では急性関節炎発作の起こる頻度が高くなるので薬物療法を開始します。尿酸生成過剰型には尿酸生成抑制薬（アロプリノール），尿酸排泄低下型には尿酸排泄促進薬（プロベネシド，ベンズブロマロンなど）を用います。また，尿のpHが6以下では尿酸結晶ができやすいので，重曹やクエン酸製剤（尿アルカリ化薬）を用いて尿のpHを6.5くらいに調整します。

２．痛風の急性関節炎発作に対する治療

　コルヒチンなどの非ステロイド系消炎鎮痛薬を用います。発作時に尿酸低下薬を開始すると関節炎の増悪，治癒の遅延を生じるおそれがあり，発作が鎮静化するまで待つようにします。

栄養食事療法

Ⅰ. 栄養食事療法の考え方

血清尿酸値を正常範囲内に保ち，高尿酸血症を是正するため低プリン体食[*1]とします。また，有機酸を生じ，尿酸の排泄を障害するアルコールや脂質も制限します。十分な水分摂取に心がけ，尿量を増やし尿酸の排泄を図ります。適正なエネルギー摂取と栄養素のバランスに注意し肥満を抑制することが重要です。

[*1] 最近は内因性プリン体：核たんぱく：の生成，代謝が主であることが明らかになり，あまり厳しいプリン体制限食は行わない。低プリン体食としても血清尿酸値は1 mg/100 ml しか低下させることができないといわれている。

❶ 適正なエネルギー摂取

肥満，脂質異常症，糖代謝異常を合併していることが多いため，摂取エネルギーを適正化して肥満を防ぐことが大切です。

一般的には，性，年齢，生活活動強度などを考慮して適正なエネルギー量を決定します。通常，標準体重（kg）あたり25～35 kcal/日の範囲に設定します。肥満の人の場合は標準体重（kg）あたり20～30 kcal/日を目安とします。

肥満と血清尿酸値の間には高い関連が見られ，体重減少に伴い血清尿酸値が低下することが多く，摂取エネルギー量を適正化し減量を目指します（1～2 kg/月）。目標体重は標準体重の±10％以内に設定し，急激な減量は避けます。

❷ 栄養素のバランスと食品の摂取

1 プリン体の摂取制限

食物からの外因性プリン体は，特に厳しい制限は行わなくなってきましたが，プリン体を多く含む食品の多量摂取は控えます。1日の総摂取量が300 mg以下になる食材選びが大切です（表1）。

2 アルコールの制限

アルコールは肝臓での尿酸の生成を促進します。また，アルコールの大量摂取は体内で分解される時，乳酸を生じ腎臓からの尿酸排泄を低下させ体内の尿酸産生を促進しますので，制限あるいは禁酒とします。

アルコールを飲むと食欲が増し食べ過ぎにつながり，高たんぱく食となりやすく，高プリン体の摂取になるので避けます。アルコール飲料の種類を問わず過剰摂取は禁止します。

毎日の飲酒は隔日飲酒に比べ，同じアルコール量でも尿酸上昇が高いことから週2日以上の禁酒がポイントです。飲酒量は尿中尿酸濃度に影響します。エタノール換算で1日25g以内を目安とします。

③ 十分な水分の補給

水分を十分摂取することは尿量を増加させ尿中尿酸濃度を低くし，プリン体の対外排泄を促進します。腎臓や心臓が悪くなければ1日2l以上の飲水量を確保します。寝ている間に汗・呼吸などで水分が失われ尿が濃縮され尿酸の結晶ができやすくなるので，特に就寝前や夜間の飲水が重要です。ただし，アルコール飲料や糖質を多く含む清涼飲料・炭酸飲料は避けます。

④ たんぱく質摂取制限

たんぱく質は体内における尿酸産生の亢進が推測されるためだけでなく，高たんぱく質食品はプリン体の含有量も多いので過剰摂取に注意し，標準体重（kg）あたり1.0～1.1g/日を目安とします。

⑤ 脂質

極端な高脂質食は，ケトン体生成を増加させ尿酸塩結晶の析出を引き起こし尿酸の排泄を阻害します。1日総エネルギーの20～25％内に保ち，質的には植物性油としますが，飽和脂肪酸の多いパーム油，ヤシ油の使用には注意します（固まる）。n-3系多価不飽和脂肪酸の多いEPA（IPA）・DHA・α-リノレン酸から選びます（p.138巻末資料参照）。

⑥ 食塩の制限

食塩の過剰摂取は尿酸結晶を作りやすく，合併症として腎障害，高血圧が見られるので6～8g/日を目安とします。

⑦ アルカリ食品の摂取

尿中への尿酸溶解を亢進するためには，尿をアルカリ化することが重要です。尿が酸性になると結石ができやすくなります*2。

尿をアルカリ化するカリウム含有量が多い野菜・きのこ・海藻などを十分に摂取します。アルカリ化食品が血液のpHに影響することはありませんが，これらを食べることで尿のpHが上昇して，酸性化するのを防ぎ結石の防止につながります。ただし，カリウム制限が必要な心機能・腎機能障害がある人は要注意です。

⑧ 果糖（フルクトース）の制限

果糖は代謝される時にATP*3を消費して尿酸生成を促進するため高濃度の果汁飲料は尿酸値やトリグリセリド（TG：中性脂肪）を高めることになるので制限します。

⑨ 魚肉のエキス（特に骨髄エキス）は控える

プリン体は水に溶けやすく煮汁中に溶出するので，煮干し，鳥がらや肉類を使用しただし汁やスープに留意します。

⑩ 栄養素のバランス

ビタミン，ミネラルの十分な摂取に配慮し栄養のバランスの良い食事をとります。

---

*2 尿酸は尿pHが6.0未満では溶解しにくい。尿中尿酸排泄が予測できる尿pHは，6.0以上7.0未満といわれている。

*3 adenosine 5'-triphosphate，アデノシン5'-三リン酸

表1 プリン体含有量

食品名	100gあたり(mg)	常用量（目安量)(g)		含有量(mg)
煮干し	746	中1尾	2	15
かつお節	493	大さじ1杯	1	5
干しいたけ	380	中1枚	4	15
鶏レバー	312	1人前	50	156
まいわし（干）	306	中1尾	35	107
豚レバー	284	1人前	50	142
大正えび	273	1尾	15	41
まあじ（干）	246	1枚	100	246
牛レバー	220	1人前	50	110
かつお	211	1切	70	148
まいわし	210	中1尾	60	126
車えび	195	中1尾	70	137
するめいか	187	1/2杯	100	187
かき	185	むき身5個	80	148
だいず	173	1人前	20	35
まあじ	165	中1尾	60	99
明太子	159	中1腹	70	111
まぐろ	157	1切	70	110
さんま	155	中1尾	100	155
鶏ささ身	154	中1本	30	46
かにみそ	152	1人前	10	15
あさり	145	むき身5個	50	73
しばえび	144	中10尾	50	72
きす	144	中1尾	65	94
にしん	140	中1尾	100	140
さわら	139	1切	60	83
たこ	137	足中1本	150	206
うに	137	1人前	25	34
ずわいがに	136	足中1本	30	41
ひらめ	133	1切	80	106
あゆ	133	中1尾	60	80
まだい	129	1切	80	103
まさば	122	1切	80	98
ぶり	121	1切	60	73
さけ	119	1切	60	71
豚ヒレ	119	1枚	70	83
納豆	114	1パック	40	46
牛もも	111	1枚	60	67
くじら（赤身）	111	1切	80	89
あんこうきも	104	1人前	30	31
牛ヒレ	98	1枚	60	59
うなぎ	92	1人前	70	64

食品	数値	目安	重量	数値
ほたて貝	77	1個	70	54
あずき	76	大さじ1杯	12	9
そば粉	76	1カップ	110	84
ボンレスハム	74	1枚	20	15
ブロッコリー	70	中1房	30	21
赤みそ	64	大さじ1杯	18	12
ベーコン	62	1枚	20	12
カリフラワー	57	中1房	60	34
ほうれんそう	51	1人前	80	41
白みそ	49	大さじ1杯	18	9
えのきたけ	49	1袋	30	15
ピーナツ	49	1人前	20	10
竹輪	48	中1本	40	25
ウインナー	46	中1本	20	9
しょうゆ	45	小さじ1杯	6	3
なめたけ	28	1人前	10	3
豆腐	26	1/3丁	100	26
精白米	26	1/2カップ	80	21
小麦粉（中力・強力）	26	大さじ1杯	8	2
かまぼこ	26	1cm1切	15	4
さつまあげ	21	平天1枚	70	15
小麦粉（薄力）	16	大さじ1杯	8	1
チーズ	6	1切	20	1

日本痛風・核酸代謝学会「高尿酸血症・痛風治療ガイドライン」（藤森新・金子希代子）の付表より抜粋一部改変

Ⅱ. 栄養基準（栄養補給）

表2　栄養基準（安定期）

エネルギー (kcal)	たんぱく質 (g)	脂質 (g)	食塩 (g)	水分	プリン体 (mg)
1,700～2,000	60～70	40～50	6～8	十分に	300以下

＊脂質（脂質エネルギー比20～25％）　＊水分（食事より1,000mL以上・飲水で1,000mL以上）

Ⅲ. 栄養食事療法の進め方

　高尿酸血症は遺伝子のほか，過食，肥満，アルコールの多飲，高プリン体食，ストレスなどが関係しています。高血圧，脂質異常症，糖代謝異常，肥満を合併していることが多く，摂取エネルギー量の適正化を図ります。このことにより，たんぱく質やプリン体の摂取量も抑制されます。過食は尿酸の

排泄を低下させ，肥満，脂質代謝，糖質代謝の異常を助長するので避けます。非肥満者では「日本人の食事摂取基準」を参考にします。

　プリン体を多く含む食品の制限，アルコール摂取の制限（禁酒）を行います。また，高血圧症や脂質異常症，腎障害等を合併している場合は，これらの症状に対する調整も行います。

Ⅳ．食事計画（献立）の立て方

❶ 献立作成と調理上の注意点

❶適正エネルギー量になるように主食・主菜・副菜を調整します。

❷プリン体含量の多い食品は制限します。また，プリン体は水に溶けやすく，さらす，ゆでる・煮炊きするとゆで汁や煮汁の中にかなり溶け出します。したがって，かつお節，煮干し，鳥がら，肉類から取った濃厚なスープやだし汁はプリン体が多く含まれますので制限します。逆に蒸す・煮る調理法によりプリン体摂取量を減らすことができます。

❸たんぱく質は食品の種類がプリン体含有量の多い肉類や魚類に偏らないようにし，プリン体含有量の少ない卵や豆腐を上手に組合せます。

❹バターや生クリーム，ラード・ヘットなどの動物性油脂は避け，植物性油を使用します。

❺野菜・海藻・きのこ類などはたっぷり使用し，ボリューム感を出し満腹感を与えます。1日300～350 gを目標にします。

❻季節感のある新鮮な食材を選びます。

❼食材の持ち味を生かしつつ，ゆず・すだち・かぼす・レモンなどの柑橘類，にら・みつば・しそなどの香味野菜，しいたけ・焼きのりなどのうま味食材を使用し減塩効果を上げます。

❽大皿盛りより献立ごとに各自個別に盛り付けます。

Ⅴ．栄養教育

❶肥満者では減量をすすめますが，急激な減量は高尿酸血症の亢進につながるので注意が必要です。

❷プリン体含有量の多いレバー・腎臓などの臓物，精巣，卵巣，肉エキス，獣鳥肉類，あんきも，しらこ，かにみそ，うに，いわし，かつお，さんま，車えび，たらばがに，まだこなどは制限します。プリン体含有量の少な

い穀類・野菜・鶏卵・牛乳・チーズ・豆腐，エキス分の少ない白身魚を選びます。ソーセージやベーコン・かまぼこや竹輪などの加工食品は，加工の過程でプリン体が水に溶けるためプリン体含有量は少ない食材ですが，食塩量が多いので多用は避けます。

③ 尿量増加の目的でビール（醸造酒：プリン体を多く含む）を多飲することは逆効果になります。アルコール飲料は日本酒で1合程度，比較的プリン体含有量の少ないウィスキーでダブル1杯（蒸留酒）程度にとどめます（表3）。

④ 水分を十分に摂取することで尿路結石を防ぐことができます。料理以外に水・緑茶・番茶・麦茶・ウーロン茶，砂糖や生クリームを入れない紅茶・コーヒーなどで補います。具体的には，朝・昼・夕の食後，朝起きた時，10時・15時のお茶の時間，夜寝る前などに飲む習慣をつけます。

⑤ 食塩（ナトリウム）は尿酸結晶をつくりやすいので，食塩の多い調理法や保存食品・加工食品には注意が必要です（p.139 巻末資料参照）。

⑥ 清涼飲料水，果物類，はちみつなどは果糖が多く過剰摂取は尿酸値を上昇させるので注意が必要です。果実類で1日100～200g以内が適正です。みかんなら2～3個，りんごなら大1/2個です。

⑦ ゼラチン*4 を使用する調理は禁止し寒天で代用します。

⑧ 間食や夜間摂食など不規則な食習慣を是正します。

⑨ 有酸素運動は血清尿酸値には影響しませんが，体脂肪の減少，軽度高血圧の改善，HDLコレステロールの上昇，耐糖能の改善などの効果が得られます。痛風，高尿酸血症に合併する多くの生活習慣病の改善に役立ちます。

⑩ ストレスの解消に努めます。

*4 魚肉エキスの固まったもの。動物の皮や骨から採ったにかわを精製したたんぱくの1種。

表3　アルコール飲料中のプリン体含有量（mg）（100 mlあたり）

		許容量（ml）
ビール	4.35～6.86	500
地ビール	5.75～16.65	500
発泡酒	2.84～3.90	500
発泡酒（プリン体カット）	0.18	500
低アルコール・ノンアルコールビール	2.75～12.99	―
ウィスキー	0.12	60
ブランデー	0.38	60
焼酎（25%）	0.03	100
日本酒（1級）	1.21	180
ワイン	0.39	200

藤森 新ほか：「アルコール飲料中のプリン体含有量」，尿酸 9：128-133, 1985 より一部加筆

食事計画 | 献立例 1　　　1,800 kcal

3食ともプリン体，エネルギーをコントロールしやすい和食の献立

朝

献立	1人分材料・分量（目安量）	作り方
ごはん（主食）	ごはん 150 g	
かぼちゃのみそ汁（汁）	かぼちゃ（西洋）30 g 油揚げ 5 g 長ねぎ 3 g みそ 7 g だし汁 100 g	① かぼちゃは2mm厚さのいちょう切りに，油揚げはせん切り，ねぎは斜めせん切りにする。 ② 鍋にだし汁とかぼちゃ，油揚げを入れ煮る。 ③ ②にみそを加え，出来上がりにねぎを散らす。
だし巻きたまごおろし添え（主菜）	卵 40 g だし汁 10 g 塩 0.2 g うすくちしょうゆ 0.5 g 油 1 g 青じそ 1枚 だいこん 20 g	① 卵を割りほぐし，だし汁，塩，しょうゆで味を調え，よく混ぜておく。青じそをせん切りにして加える。 ② 卵焼き器に油を引いて卵を流し入れる。半熟程度で手前に折り返す。これを2～3回繰り返す。 ③ 巻きすで巻いて冷めたら2つに切る。 ④ 卵とおろしだいこんを飾る。
こんにゃくのいり煮（副菜）	こんにゃく 80 g 赤とうがらし（少々） 油 3 g しょうゆ 5 g　砂糖 2 g	① こんにゃくは角切りにしさっと湯通しする。 ② 鍋に油を入れ，とうがらしを炒める。 ③ ②にこんにゃくを入れ，さらに炒め，しょうゆと砂糖で味を調える。
みつばのお浸し（副菜）	みつば 60 g かまぼこ 10 g かつお節 0.5 g しょうゆ 2 g	① みつばは根元を切ってゆで4cm長さに切る。 ② かまぼこは細切りに切る。 ③ ①に②を混ぜ，かつお節を天盛りにする。 ④ 周りからしょうゆをかける。
りんご（デザート）	りんご 100 g	

昼

献立	1人分材料・分量（目安量）	作り方
ごはん（主食）	ごはん 150 g	
焼き鳥（主菜）	鶏肉（もも皮なし）70 g しょうゆ 2.5 g しょうが 1.3 g 長ねぎ 20 g	① 鶏肉は肉たたきでたたき，筋を切っておく。 ② しょうゆ，おろししょうがに①を20～30分漬けておく。 ③ ねぎは5cm長さに切る。 ④ ②と③を網で焼く。
キャベツとマカロニのソテー（副菜）	キャベツ 40 g マカロニ 10 g 油 3 g ケチャップ 5 g	① キャベツは太めのせん切りにする。 ② マカロニはゆでておく。 ③ 鍋に油を熱し，①②を炒める。 ④ ③にケチャップを加えて味付けする。
じゃがいもとたまごのサラダ（副菜）	レタス 20 g たまねぎ 10 g ピーマン 10 g ホースラディシュ 5 g 卵 25 g じゃがいも 50 g サウザンドレッシング 10 g	① レタスは手でちぎる。たまねぎは薄く切り，ピーマンは輪切りにして水にさらす。 ② ホースラディシュは飾り切りにする。 ③ 卵はかたゆでにして荒く刻み，じゃがいもはサイコロの形に切ってゆでておく。 ④ よく水をきった①と③を盛り合わせ，ホースラディシュを飾り，上からドレッシングをかける。

高尿酸血症，痛風

夕

献立	1人分材料・分量（目安量）	作り方
ごはん（主食）	ごはん 150g	
さわらの照り焼き（主菜）	さわら 60g A：砂糖 1.5g／みりん 1.5g／酒 1g／しょうゆ 4g しょうが 2.5g ぎんなん 20g（3個）	① Aの調味料の中におろししょうがを加えさわらにからめる。 ② ぎんなんはボイルしてつま楊枝に刺しておく。 ③ さわらの皮の方から焼く，途中で残っている調味料をまわしかける。 ④ 皿にさわらを盛り，ぎんなんを添える。
きんぴら煮（副菜）	ごぼう 40g 牛肉（もも）10g いりごま 1g しょうゆ 5g 砂糖 3g みりん 1g 油 4g	① ごぼうは土を落とし，ささがきにし，酢水にさらしておく。 ② 牛肉は 2～3cm大のせん切りにする。 ③ 鍋に油を熱し，②を入れて炒め，肉の色が変わったら，ごぼうも加えて，さらに炒める。 ④ ③にしょうゆ，砂糖，みりんを入れ，仕上げにいりごまをまぶす。
あさりのからしみそ和え（副菜）	あさり（むき身）10g きゅうり 50g カットわかめ 1g 西京みそ 5g だし汁 5g からし 1g 芽じそ（少々）	① あさりはゆでて殻を外しておく。 ② きゅうりは薄い輪切りにして水にさらす。 ③ わかめは水に漬けて戻しておく。 ④ あさりをゆでた汁でみそをのばし，からしを加える。 ⑤ ②③をよくしぼり，①と一緒に④で和える。 ⑥ 器に盛り，天盛りに芽じそを飾る。

間食

献立	1人分材料・分量（目安量）	作り方
ぶどう 牛乳	ぶどう 100g 牛乳 200g	

1日の栄養量

	E(kcal)	P(g)	F(g)	食塩(g)	プリン体(mg)
朝	507	14.7	11.1	2.7	29
昼	574	28.2	13.7	1.1	105
夕	541	22.3	12.7	2.3	131
間食	193	7.0	7.7	0.2	—
計	1,815	72.2	45.2	6.3	265

P：F：C　P 15.9　F 22.4　C 61.7　％

食事バランスガイド

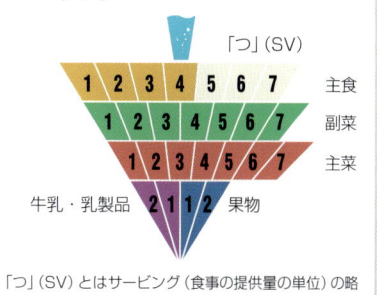

主食 3（1 2 3 4 5 6 7）
副菜 5（1 2 3 4 5 6 7）
主菜 3（1 2 3 4 5 6 7）
牛乳・乳製品 2　果物 2

「つ」(SV)とはサービング（食事の提供量の単位）の略

食事計画献立例1

食事計画 ｜ 献立例 1　　　1,800 kcal

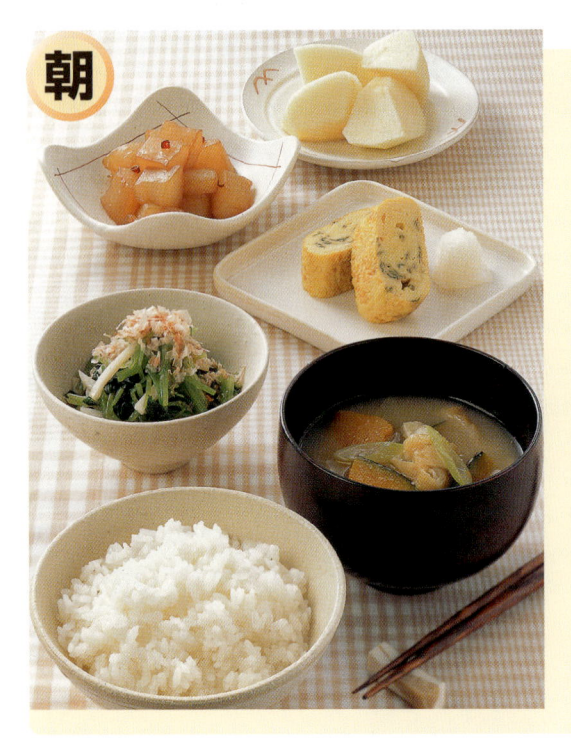

朝

● こんにゃくは塩もみし，さっと湯がいておくと味がしみつきます

主食	ごはん	
汁	かぼちゃのみそ汁 *variation*　とうがんのくず汁	*p.129*
主菜	だし巻きたまごおろし添え *variation*　鶏肉のオレンジソース煮	*p.130*
副菜	こんにゃくのいり煮 *variation*　博多煮	*p.134*
副菜	みつばのお浸し *variation*　博多煮	*p.134*
デザート	りんご	

	E(kcal)	P(g)	F(g)	食塩(g)	プリン体(mg)
ごはん	252	3.8	0.5	0.0	18
かぼちゃのみそ汁	64	2.9	2.3	1.0	4
だし巻きたまご	74	5.1	5.2	0.4	Tr
こんにゃくのいり煮	43	0.5	3.0	0.7	2
みつばのお浸し	21	2.3	0.2	0.5	5
りんご	54	0.2	0.1	0.0	—

昼

● 野菜は冷水で冷やしシャキシャキ感とボリューム感を出します

主食	ごはん	
主菜	焼き鳥 *variation*　和風ハンバーグ	*p.130*
副菜	キャベツとマカロニのソテー *variation*　ベーコンビーンズ	*p.133*
副菜	じゃがいもとたまごのサラダ *variation*　ザーサイのスープ	*p.129*

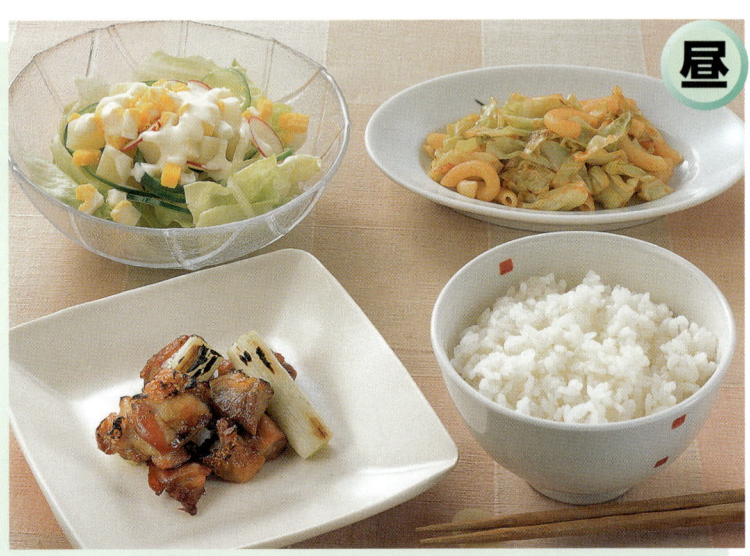

	E(kcal)	P(g)	F(g)	食塩(g)	プリン体(mg)
ごはん	252	3.8	0.5	0.0	18
焼き鳥	112	18.1	3.1	0.5	87
キャベツとマカロニのソテー	81	1.9	3.3	0.2	—
じゃがいもとたまごのサラダ	130	4.4	6.8	0.5	—

高尿酸血症，痛風

夕

● 魚を焼くときは表4裏6分に焼きます

主食	ごはん	
主菜	さわらの照り焼き *variation* 刺し身3点盛り合わせ *p.131*	
副菜	きんぴら煮 *variation* スキムミルク入り白和え *p.134*	
副菜	あさりのからしみそ和え *variation* えのきとキャベツのおろし和え *p.133*	

	E (kcal)	P (g)	F (g)	食塩 (g)	プリン体 (mg)
ごはん	252	3.8	0.5	0.0	18
さわらの照り焼き	158	13.3	6.2	0.7	83
きんぴら煮	105	3.4	5.7	0.7	13
あさりのからしみそ和え	26	1.8	0.4	0.8	17

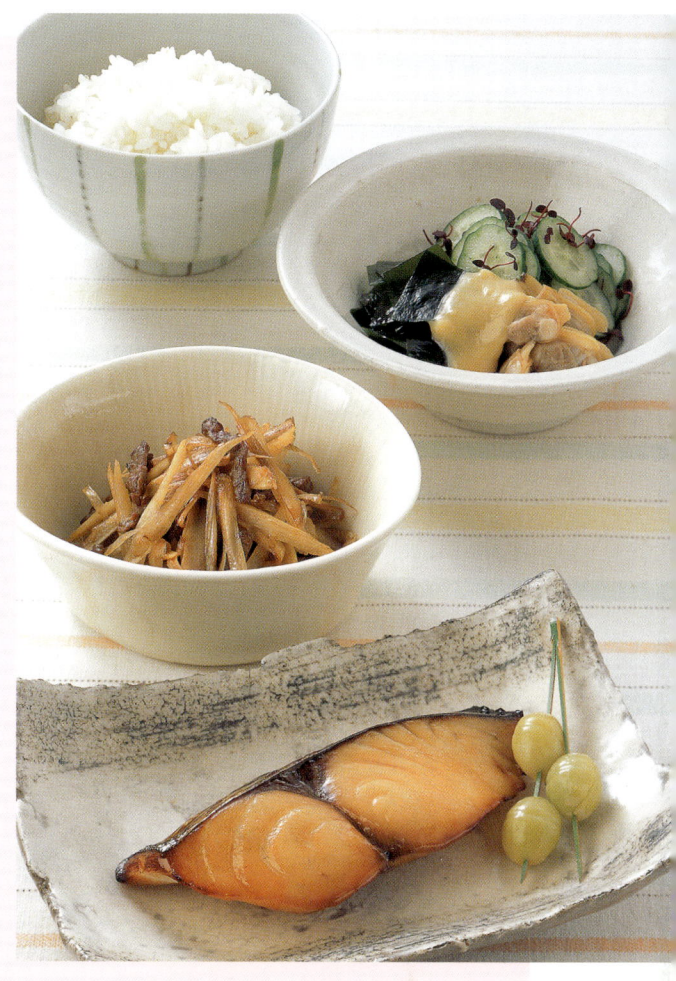

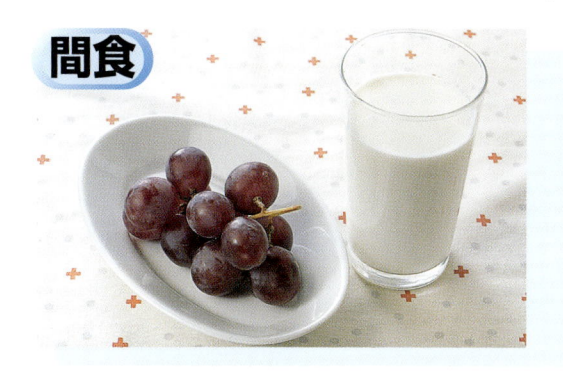

間食

間食	ぶどう 牛乳

	E (kcal)	P (g)	F (g)	食塩 (g)	プリン体 (mg)
ぶどう	59	0.4	0.1	0.0	—
牛乳	134	6.6	7.6	0.2	—

食事計画献立例1

食事計画 | 献立例 2　　1,800 kcal

洋風メニューには野菜をしっかり添えて

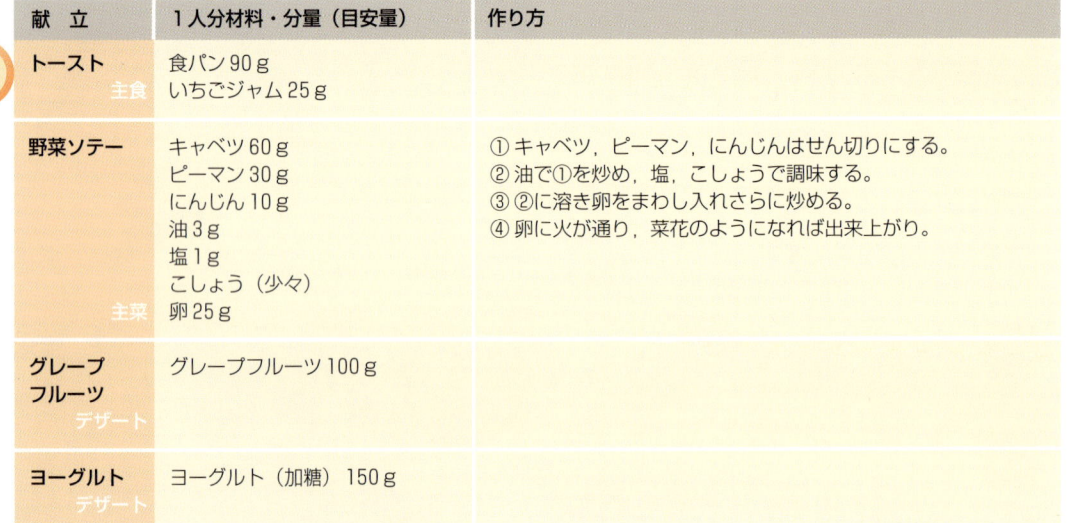

朝

献立	1人分材料・分量（目安量）	作り方
トースト 主食	食パン 90 g いちごジャム 25 g	
野菜ソテー 主菜	キャベツ 60 g ピーマン 30 g にんじん 10 g 油 3 g 塩 1 g こしょう（少々） 卵 25 g	① キャベツ，ピーマン，にんじんはせん切りにする。 ② 油で①を炒め，塩，こしょうで調味する。 ③ ②に溶き卵をまわし入れさらに炒める。 ④ 卵に火が通り，菜花のようになれば出来上がり。
グレープ フルーツ デザート	グレープフルーツ 100 g	
ヨーグルト デザート	ヨーグルト（加糖）150 g	

昼

献立	1人分材料・分量（目安量）	作り方
ごはん 主食	ごはん 150 g	
そうめんの みそ汁 汁	生揚げ 20 g 長ねぎ 10 g そうめん（乾）10 g だし汁 130 g みそ 10 g	① そうめんはゆでておく。 ② 鍋にだし汁と小口切りにした生揚げを入れて煮る。 ③ ②にみそを溶き入れ，さらにぶつ切りにしたねぎを加える。 ④ 汁椀にそうめんを入れ，上から③を注ぐ。
ひらめの ホイル焼き 主菜	ひらめ 50 g しめじ 10 g 生しいたけ 10 g たまねぎ 20 g バター 6 g 塩 0.5 g レモン 10 g ミニトマト 15 g アスパラガス 30 g	① しめじ，しいたけは石づきを取ってさいておく。 ② たまねぎは薄く切る。 ③ アルミホイルにひらめを置き，しめじ，しいたけ，たまねぎをのせる。 ④ ③の上に塩をして，バターをのせてホイルで包む。 ⑤ 180℃のオーブンで20分ほど焼く。 ⑥ 皿に⑤をのせてくし形に切ったレモンとミニトマトと，ゆでて斜め3cm位に切ったアスパラガスを飾る。
だいこんの いり煮 副菜	だいこん 60 g 豚肉（もも）20 g ごま油 3 g うすくちしょうゆ 4 g みりん 1 g だし汁 10 g	① だいこんは大ぶりの乱切りにしてゆでておく。 ② 豚肉は2～3cm位に切る。 ③ 鍋にごま油を熱し，だいこんを炒め，豚肉を加えてさらに炒める。 ④ だいこんの周りが透き通ってきたら，だし汁と調味料を加えてふたをして，弱火で焦げつかさないように十分に火を通す。

高尿酸血症，痛風

夕

献立	1人分材料・分量（目安量）	作り方
ごはん（主食）	ごはん 150 g	
鶏肉の幽庵焼き（主菜）	鶏肉（もも皮つき）80 g A｛しょうゆ 4 g／みりん 2 g／酒 5 g／ゆず，皮 2 g｝ 油 4 g 練りからし（少々）	① 鶏肉を，せん切りにしたゆず入りの調味料Aに漬ける。 ② 油で①を焼く。 ③ 練りからしを添えていただく。
ポテトのカレーソテー（副菜）	じゃがいも 60 g セロリー 10 g 赤ピーマン 10 g バター 3 g カレー粉 0.2 g 塩 0.8 g	① じゃがいもは細めの拍子木切りにして水にさらす。 ② セロリーは筋を取りせん切りにし，ピーマンもせん切りにする。 ③ 分量のバターでよく水気をきった①と②を炒める。 ④ ③にカレー粉，塩で味付けをする。
カリフラワーの酢の物（副菜）	きゅうり 40 g カリフラワー 30 g 砂糖 1.5 g ┐ 酢 3 g ├ 三杯酢 うすくちしょうゆ 1 g ┘	① きゅうりは包丁の背でたたいて乱切りにし，水にさらす。 ② カリフラワーは小房に分けてゆでておく。 ③ 三杯酢で①②を和える。

間食

献立	1人分材料・分量（目安量）	作り方
フルーツポンチ	もも（缶詰）25 g みかん（缶詰）30 g パインアップル（缶詰）20 g キウイ 10 g いちご 15 g 粉寒天 0.5 g 水 50 g 黒砂糖 5 g 砂糖 10 g 水 50 g ブランデー 2.5 g 白玉粉 15 g 水 13 g	① もも，パインアップルは適当な大きさに切る。 ② キウイは皮をむいて半月に切り，いちごは葉を取って縦半分に切る。 ③ 粉寒天を水に溶き，1～2分沸騰させた後，黒砂糖を溶かし，冷やし固める。 ④ 水に砂糖を溶かし，煮立ってきたらブランデーを入れてシロップを作る。 ⑤ 白玉粉を水に入れて丸め，ゆで，浮き上がって1～2分して水に取る。 ⑥ ①②とみかんの缶詰，1cm角に切った③を一緒に器に盛り，④のシロップをかけ，白玉を飾る。

1日の栄養量

	E(kcal)	P(g)	F(g)	食塩(g)	プリン体(mg)
朝	531	20.1	10.2	2.6	Tr
昼	563	25.2	16.6	3.1	125
夕	558	19.6	18.3	1.7	135
間食	186	1.6	0.3	0.0	Tr
計	1,838	66.6	45.3	7.3	260

P：F：C　P 14.5　F 22.2　C 63.3　%

食事バランスガイド

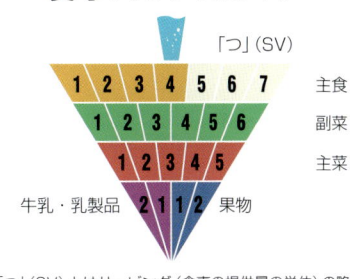

主食 1 2 3 4 5 6 7
副菜 1 2 3 4 5 6
主菜 1 2 3 4 5
牛乳・乳製品 2 1　1 2 果物

「つ」(SV) とはサービング（食事の提供量の単位）の略

食事計画献立例2

食事計画 献立例 2　　1,800 kcal

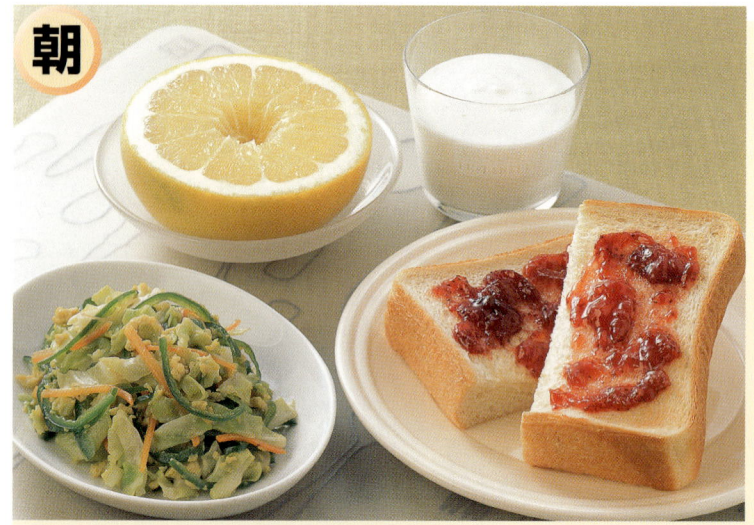

朝

●ソテーは残り野菜を使った朝の一品。炒め過ぎに要注意

- 主食　トースト
- 主菜　野菜ソテー
  variation キャベツとマカロニのソテー p.116
- デザート　グレープフルーツ
- デザート　ヨーグルト
  variation グリーンセーキ p.136

	E(kcal)	P(g)	F(g)	食塩(g)	プリン体(mg)
トースト	302	8.5	4.0	1.2	Tr
野菜ソテー	91	4.2	5.8	1.1	—
グレープフルーツ	38	0.9	0.1	0.0	—
ヨーグルト	101	6.5	0.3	0.3	—

昼

●きのこ類はプリン体が多くても少量なら大丈夫。アスパラとトマトでホイル焼きに一工夫

- 主食　ごはん
- 汁　そうめんのみそ汁
  variation たぬき汁 p.129
- 主菜　ひらめのホイル焼き
  variation ポークソテー p.132
- 副菜　だいこんのいり煮
  variation 博多煮 p.134

	E(kcal)	P(g)	F(g)	食塩(g)	プリン体(mg)
ごはん	252	3.8	0.5	0.0	18
そうめんのみそ汁	89	4.5	3.1	1.8	6
ひらめのホイル焼き	134	12.5	6.9	0.7	75
だいこんのいり煮	88	4.5	6.1	0.7	26

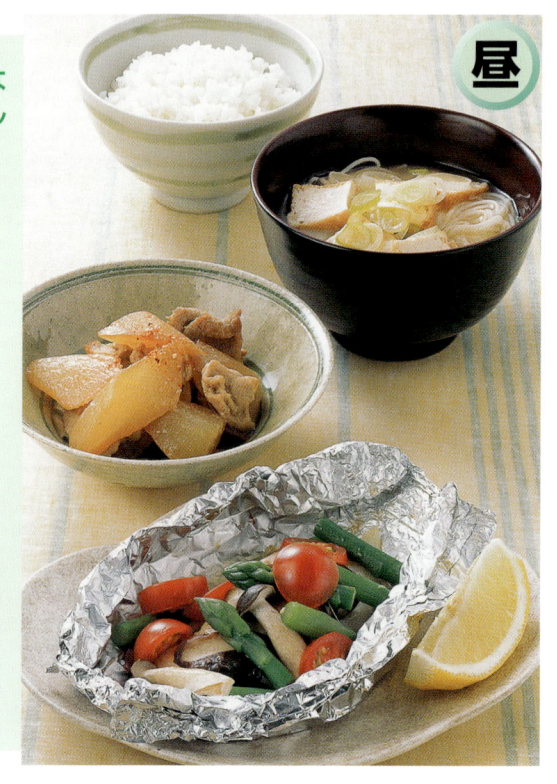

高尿酸血症，痛風

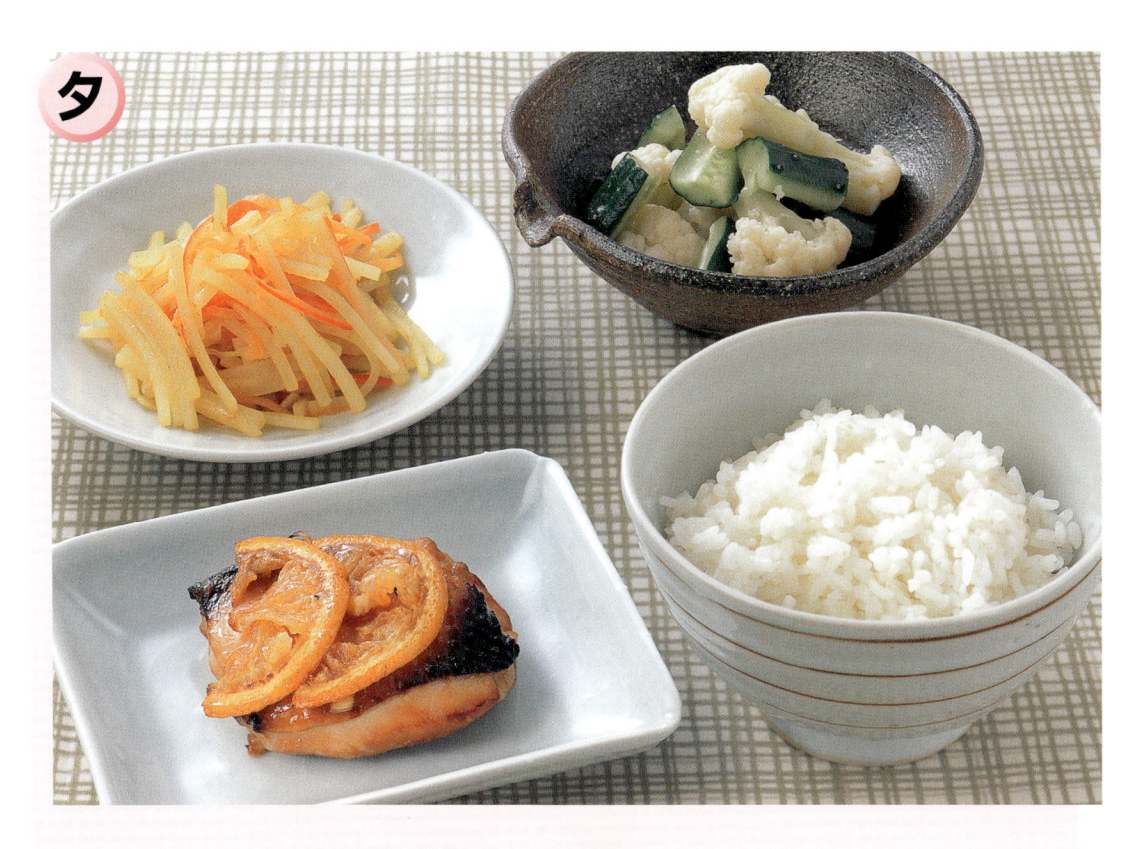

夕

● ポテトにカレー粉を使って食欲アップ

	E (kcal)	P (g)	F (g)	食塩 (g)	プリン体 (mg)
ごはん	252	3.8	0.5	0.0	18
鶏肉の幽庵焼き	211	13.3	15.2	0.7	100
ポテトのカレーソテー	73	1.2	2.5	0.9	—
カリフラワーの酢の物	21	1.4	0.1	0.2	17

主食 ごはん

主菜 鶏肉の幽庵焼き
variation うなぎの柳川風 *p.132*

副菜 ポテトのカレーソテー
variation とうがんのくず汁 *p.129*

副菜 カリフラワーの酢の物
variation あさりのからしみそ和え *p.117*

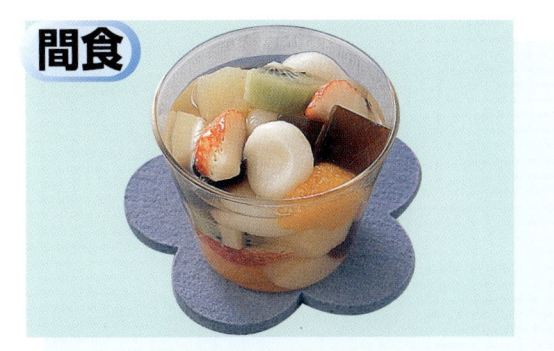

間食

間食 フルーツポンチ

	E (kcal)	P (g)	F (g)	食塩 (g)	プリン体 (mg)
フルーツポンチ	186	1.6	0.3	0.0	Tr

食事計画献立例2

食事計画 ｜ 献立例 3 1,800 kcal

卵，乳製品，豆腐を使って，プリン体を控えた献立

朝

献立	1人分材料・分量（目安量）	作り方
チーズトースト（主食）	食パン 90 g メルティーチーズ 20 g トマトピューレ 5 g	① 食パンにトマトピューレを塗り，チーズをのせて 200℃ のオーブンへ入れる。チーズが溶けてきたら出来上がり。
マセドアンサラダ（副菜）	じゃがいも 40 g にんじん 10 g きゅうり 30 g マヨネーズ 10 g サラダな 3 g	① じゃがいも，にんじんはサイコロに切ってゆでておく。 ② きゅうりも①と同じ大きさのサイコロに切って水にさらす。 ③ ①と水気をきった②をマヨネーズで和える。 ④ サラダなをカップのようにして中に③を盛る。
ミルクティー（飲み物）	低脂肪牛乳 150 g 紅茶 2 g 砂糖 5 g	① 温めた牛乳に紅茶を入れて煮出す。 ② 一度こしてから砂糖を加える。

昼

献立	1人分材料・分量（目安量）	作り方
ごはん（主食）	ごはん 150 g	
豚肉のきのこソース（主菜）	豚肉（もも）60 g 　塩 0.2 g 　こしょう（少々） 　小麦粉 5 g 油 3 g たまねぎ 30 g しめじ 20 g 白ワイン 5 g 牛乳 40 g バター 2 g 塩 0.3 g こしょう（少々） かぼちゃ（西洋）20 g ブロッコリー 30 g	① 豚肉に塩，こしょうをし，小麦粉をまぶしてからソテーする。火が通れば肉を取り出す。 ② ①にスライスしたたまねぎ，しめじを加え，バターで弱火で炒め，白ワイン，牛乳でのばす。塩，こしょうで味を調え，①を戻して再び加熱する。 ③ 皿に②を盛り，ソースをかける。付け合わせにボイルしたかぼちゃ，ブロッコリーを添える。
はくさいちりめんサラダ（副菜）	はくさい 40 g みかん（缶）30 g みずな 10 g レタス 10 g ちりめんじゃこ 2 g 油 1 g サウザンドレッシング 15 g	① はくさいは芯と葉を分け，いずれもせん切りにして水にさらす。 ② みずなは 2〜3 cm の長さに切り，レタスはちぎって水にさらしておく。 ③ 油でちりめんじゃこをカリカリに炒める。 ④ よく水をきった①②にみかんを混ぜ，ドレッシングで和える。 ⑤ 器に④を入れて上に③を振る。
バナナ（デザート）	バナナ 100 g	

124　高尿酸血症，痛風

高尿酸血症，痛風

献立	1人分材料・分量（目安量）	作り方
夕 ごはん（主食）	ごはん 150 g	
金銀豆腐（主菜）	絹ごし豆腐 120 g 卵 50 g A｛だし汁 60 g／塩 0.8 g／みりん 2 g／うすくちしょうゆ 1 g｝ しょうが 3 g 長ねぎ 3 g 青じそ 0.5 g しょうゆ 5 g	① Aの調味料を温めてよく混ぜ合せてから冷やしておく。 ② よくほぐした卵に①を入れ，一度こしてから流し箱に入れ，強火で1～2分，次に弱火で15分蒸し，卵豆腐を作る。 ③ 絹ごし豆腐は熱湯にくぐらせてから冷水で冷やす。 ④ 器に青じそを敷き四角に切った②と③を交互に盛る。 ⑤ おろししょうがと小口切りにしたねぎをのせ，しょうゆをかける。
竹輪とこんにゃくのいり煮（副菜）	竹輪 30 g だいこん 30 g にんじん 20 g ごぼう 20 g こんにゃく 40 g 油 3 g 砂糖 2 g しょうゆ 5 g だし汁 90 g	① 竹輪，だいこん，にんじんは乱切りにする。 ② ごぼうは乱切りにして水にさらしあくを抜く。 ③ こんにゃくは熱湯を通し乱切りにする。 ④ 鍋に油を熱し，①②③を炒め，油がまわったらだし汁を加えて煮る。煮立ったら弱火にして砂糖，しょうゆを加えて軟らかくなるまで煮る。
しゅんぎくのお浸し（副菜）	しゅんぎく 60 g 食用菊 10 g うすくちしょうゆ 3 g 花かつお 1 g ゆず（少々）	① しゅんぎくは熱湯でゆで，3 cmの長さに切る。 ② 食用菊はさっと湯通ししておく。 ③ ゆずの皮はせん切りにする。 ④ しょうゆで①②を和え，香りに③を加え，混ぜて盛り付ける。 ⑤ 天盛りに花かつおを振る。

献立	1人分材料・分量（目安量）	作り方
間食 レモンカップゼリー	粉寒天 1 g レモン果汁 50 g 水 30 g 砂糖 10 g 白ワイン 5 g レモンエッセンス（少々） ミント 1 枚	① レモンを縦1/2に切り果肉を取り出して器を作る。果肉はしぼって果汁を取る。 ② 粉寒天に水，砂糖を加えて2分程度沸騰させる。別鍋でレモン果汁を温めて加える。 ③ ②に白ワイン，レモンエッセンスを加えて混ぜる。 ④ ①の器に③を入れ，冷やし固める。 ⑤ ミントを添える。

1日の栄養量

	E(kcal)	P(g)	F(g)	食塩(g)	プリン体(mg)
朝	511	20.3	18.3	2.2	14
昼	662	24.0	17.7	1.3	117
夕	535	24.2	13.2	4.0	73
間食	59	0.3	0.1	0.0	—
計	1,767	68.8	49.4	7.6	204

P：F：C　P 15.6　F 25.2　C 59.2　％

食事バランスガイド

主食 1-7／副菜 1-5／主菜 1-5／牛乳・乳製品 4-1／果物 1-2

「つ」(SV)とはサービング（食事の提供量の単位）の略

食事計画 献立例 3　　1,800 kcal

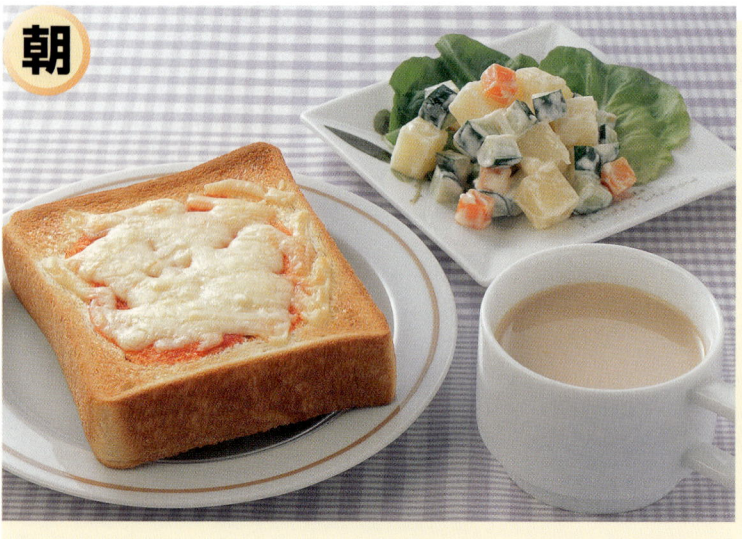

朝

●脂肪と砂糖を控えて十分な水分補給を

- 主食　チーズトースト
- 副菜　マセドアンサラダ
  - *variation*　かぼちゃのりんご煮 *p.135*
- 飲み物　ミルクティー

	E(kcal)	P(g)	F(g)	食塩(g)	プリン体(mg)
チーズトースト	307	13.0	9.2	1.7	14
マセドアンサラダ	109	1.2	7.6	0.2	—
ミルクティー	94	6.1	1.6	0.3	—

昼

●きのこソースは他のお肉や魚介類にも相性がよい

- 主食　ごはん
- 主菜　豚肉のきのこソース
  - *variation*　ほたてがいのチーズ焼き *p.131*
- 副菜　はくさいちりめんサラダ
  - *variation*　みずなとちりめんのサラダ
- デザート　バナナ

	E(kcal)	P(g)	F(g)	食塩(g)	プリン体(mg)
ごはん	252	3.8	0.5	0.0	18
豚肉のきのこソース	220	17.5	9.7	0.7	99
はくさいちりめんサラダ	104	1.7	7.4	0.7	—
バナナ	86	1.1	0.2	0.0	—

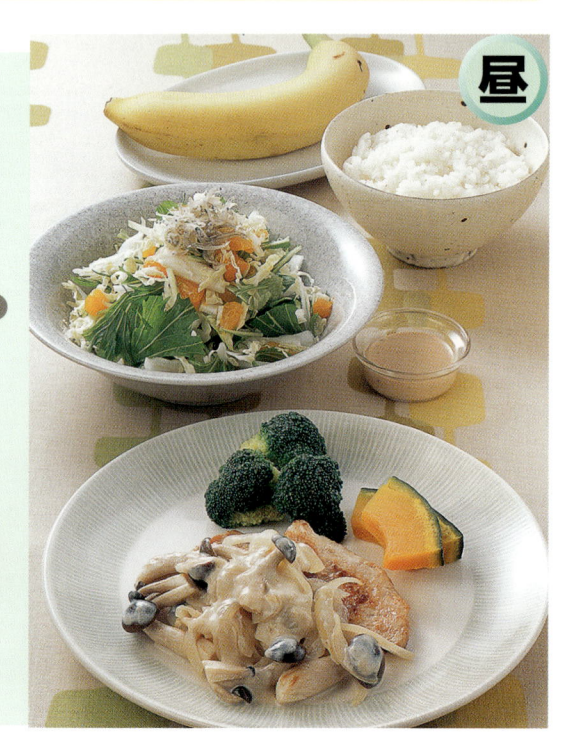

高尿酸血症，痛風

高尿酸血症，痛風

夕

●プリン体の少ない豆腐と卵のメニューです

主食	ごはん
主菜	金銀豆腐 *variation* さけとねぎの重ね焼き *p.130*
副菜	竹輪とこんにゃくのいり煮 *variation* 生揚げとなすの田舎煮 *p.134*
副菜	しゅんぎくのお浸し *variation* ほうれんそうのお浸し

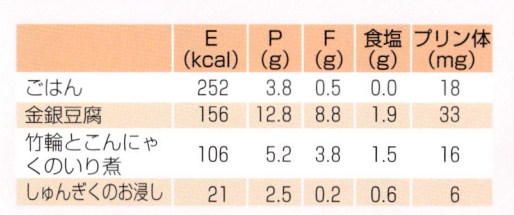

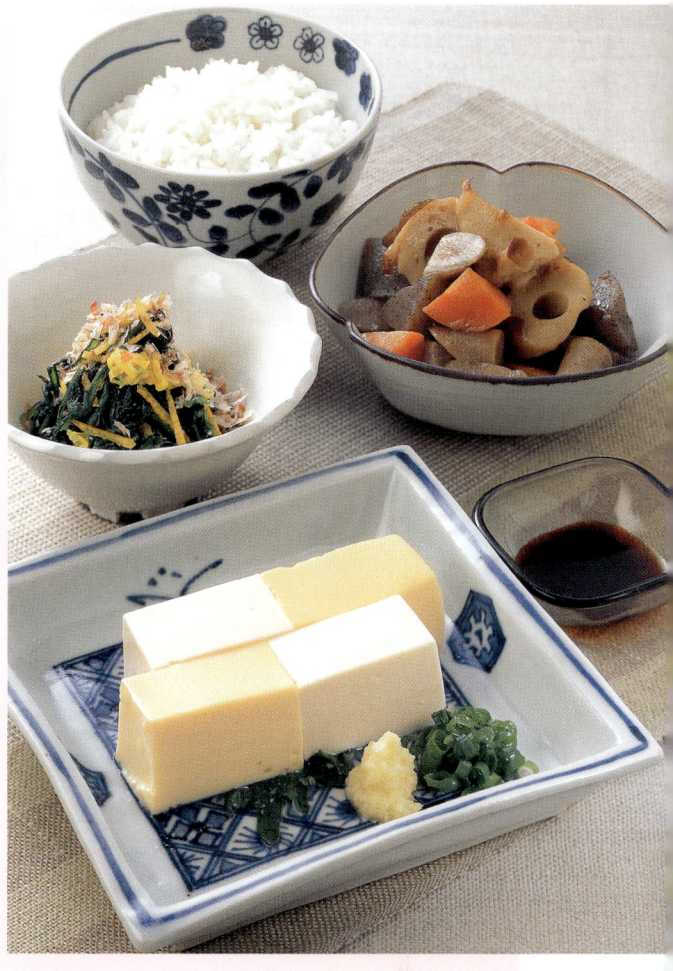

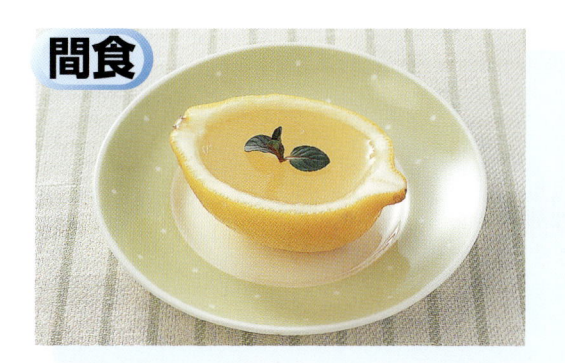

	E (kcal)	P (g)	F (g)	食塩 (g)	プリン体 (mg)
ごはん	252	3.8	0.5	0.0	18
金銀豆腐	156	12.8	8.8	1.9	33
竹輪とこんにゃくのいり煮	106	5.2	3.8	1.5	16
しゅんぎくのお浸し	21	2.5	0.2	0.6	6

間食

レモンカップゼリー

	E (kcal)	P (g)	F (g)	食塩 (g)	プリン体 (mg)
レモンカップゼリー	59	0.3	0.1	0.0	—

食事計画献立例3

組合せ料理例

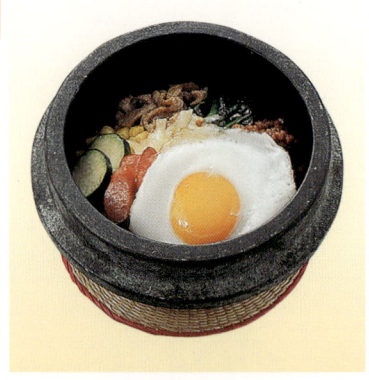

主食

洋風ビビンバ

材料・分量（目安量）

ごはん	150 g	牛・ひき肉	50 g
カレー粉	0.3 g	油	5 g
ソーセージ	20 g	ケチャップ	30 g
ズッキーニ	15 g	トウバンジャン	3 g
豚肉（もも，すき肉）	15 g	ホールコーン（缶）	15 g
ほうれんそう	10 g	ピザチーズ	15 g
バター	6 g	卵	50 g

作り方
① ソーセージ，ズッキーニ，豚肉，ほうれんそうはバターで炒めておく。
② 牛肉を炒め，ケチャップとトウバンジャンを混ぜる。
③ ごはんにカレー粉を混ぜ，油を少量塗った石鍋に入れる。
④ ③に①と②をのせ，さらに，ホールコーン，ピザチーズをのせる。
⑤ ④を焼き，出来上がりの真中に卵をのせる。

●石鍋はよく熱しておくと，おこげができて食感が変わります。

E(kcal)	P(g)	F(g)	食塩(g)	プリン体(mg)
736	30.8	34.9	2.6	87

パエリア

材料・分量（目安量）

米	70 g	塩	0.3 g	オリーブ油	3 g
たまねぎ	40 g	こしょう	（少々）	塩	0.5 g
バター	5 g	鶏肉（もも皮つき）	40 g	こしょう	（少々）
ケチャップ	20 g	たこ	30 g	黄ピーマン	15 g
洋風だし	80 g	あさり	20 g（正味）	レモン汁	5 g
ローリエ・葉	1～2 枚	こえび	30 g	パセリ	（少々）

作り方
① 米は洗ってざるに上げ水気をきる。
② たまねぎはみじん切りにし，バターで炒め，米を加えてさらに炒める。
③ ②にケチャップ，洋風だしを加えローリエの葉と一緒に煮る。
④ 塩，こしょうで味を調え，スープがなくなるまでさらに煮る。
⑤ 鶏肉，たこ，殻付きあさり，背わたを取ったこえびをオリーブ油で炒め，塩，こしょうをする。
⑥ ④をパエリア鍋に入れ，上に⑤を散らし，150～160℃のオーブンで30分程度蒸し焼きにする。ボイルしたピーマン，レモン汁，パセリを散らす。

●アルミホイルをかぶせて火加減を調節します。

E(kcal)	P(g)	F(g)	食塩(g)	プリン体(mg)
497	24.4	13.8	2.8	180

鶏肉の炊き込みごはん

材料・分量（目安量）

米	50 g	うすくちしょうゆ	3 g
鶏肉（もも皮つき）	50 g	砂糖	2 g
ごぼう	20 g	塩	0.5 g
にんじん	20 g	酒	3 g
		さやえんどう	10 g

作り方
① ごぼうはささがき，にんじんはせん切りにする。
② 鶏肉は小口切りにする。
③ 洗った米に①と②と調味料を加えて普通の水加減で炊く。
④ 炊き上がったらボイルして細切りにしたさやえんどうを手早く混ぜる。

●鶏もも肉を油揚げに変えるとプリン体が減ります。

E(kcal)	P(g)	F(g)	食塩(g)	プリン体(mg)
315	12.1	7.5	1.0	75

ザーサイのスープ

材料・分量（目安量）

ザーサイ	10 g	水	150 g
チンゲンサイ	50 g	酒	1 g
えのきたけ	20 g	固形コンソメ	0.5 g

作り方
① ザーサイはさっと洗い，薄切りにして，水に漬ける。
② チンゲンサイは4cmに切り，えのきたけは石づきを除き，1/2に切る。
③ 鍋にコンソメ，酒を入れて火にかけ①②を加え煮る。

● ザーサイの塩加減を見て味を調節します。
　（右欄食塩1.6gはザーサイを水にさらす前の数値です。）

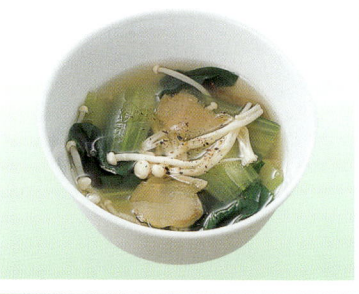

E(kcal)	P(g)	F(g)	食塩(g)	プリン体(mg)
13	1.1	0.1	1.6	20

トマトと豆腐のスープ

材料・分量（目安量）

木綿豆腐	50 g	こしょう	（少々）
トマト	30 g	ごま油	1 g
洋風だし	100 g	うすくちしょうゆ	1 g
塩	0.5 g	万能ねぎ	3 g

作り方
① 豆腐はそぎ切りにする。
② トマトは皮と種を除き，ざく切りにする。
③ 鍋に洋風だしと①②を入れ，火にかけ調味料を入れ，味を調える。
④ ③にごま油と小口に切った万能ねぎを散らす。

● 豆腐，トマトは煮過ぎないように注意しましょう。

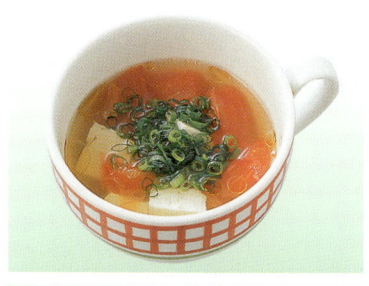

E(kcal)	P(g)	F(g)	食塩(g)	プリン体(mg)
58	4.9	3.1	1.2	13

とうがんのくず汁

材料・分量（目安量）

とうがん	50 g	みりん	2 g
しょうが	3 g	かたくり粉	1 g
かに（缶詰）	20 g	だし汁	120 g
うすくちしょうゆ	3 g	みつば	3 g

作り方
① とうがんは厚めに皮をむき，乱切りにする。
② 鍋にだし汁と①を入れ，とうがんが透き通るまで煮る。
③ ②におろししょうがとかに（缶）を加え，しょうゆとみりんで味を調える。
④ ③を水溶きかたくりでとじ1〜2cmに切ったみつばを散らす。

● とうがんの代わりにかぶ，だいこんなどの根菜類を使ってもおいしくできます。十分に火を通しましょう。

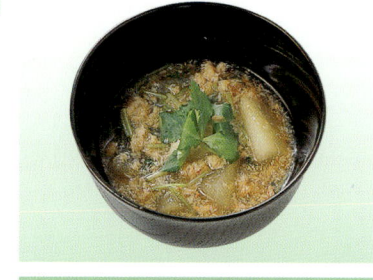

E(kcal)	P(g)	F(g)	食塩(g)	プリン体(mg)
37	4.3	0.3	0.9	28

たぬき汁

材料・分量（目安量）

こんにゃく	50 g	うすくちしょうゆ	5 g
ごぼう	10 g	塩	0.3 g
にんじん	5 g	だし汁	130 g
ごま油	4 g	長ねぎ	5 g

作り方
① こんにゃくはさっと湯通ししてから切れ目を入れ，2〜3cmにちぎっておく。
② ごぼうはささがきにし，にんじんはせん切りにする。
③ ごま油で①を十分炒め，②③を入れてさらに炒める。
④ だし汁を加え，しょうゆ，塩で味を調え，ぶつ切りのねぎを散らす。

● こんにゃくは十分炒めて使います。

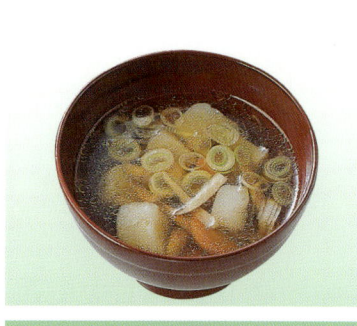

E(kcal)	P(g)	F(g)	食塩(g)	プリン体(mg)
56	1.2	4.2	1.2	—

組合せ料理例

組合せ料理例

主菜

鶏肉のオレンジソース煮

材料・分量（目安量）

鶏肉（もも皮つき）	80 g	しょうゆ	2 g
塩	0.5 g	赤ワイン	10 g
こしょう	(少々)	じゃがいも	50 g
バター	4 g	パセリ	2 g
オレンジ	80 g		

作り方

① オレンジは半分をしぼってジュースにする。残りは皮をむいて薄いスライスにし，皮もせん切りにする。
② 鶏肉は塩，こしょうをし，フライパンにバターを溶かして焼き，フライパンから取り出しておく。
③ 鶏肉を取り出したフライパンに①のジュースを入れ煮詰めて赤ワインとしょうゆを加える。
④ ③に②の鶏肉を戻して，オレンジの実を加え少し煮る。
⑤ ④を皿に盛り，オレンジの皮を飾る。付け合わせに粉ふきいもとパセリを添える。

● ワインはプリン体を含みます。蒸発させて使いましょう。

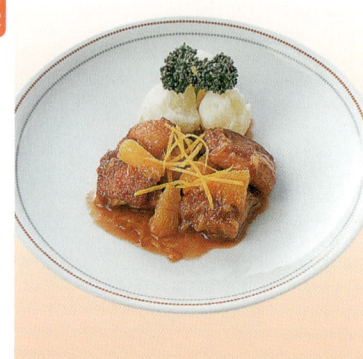

E(kcal)	P(g)	F(g)	食塩(g)	プリン体(mg)
269	14.8	14.6	0.9	99

さけとねぎの重ね焼き

材料・分量（目安量）

生さけ	80 g	たまねぎ	50 g
みそ	6 g	まいたけ	40 g
みりん	3 g	オリーブ油	2 g
長ねぎ	20 g	アスパラガス	10 g

作り方

① みそとみりんを混ぜ合わせる。
② さけは骨を除き，一口大に切って①の2/3量をからめる。
③ 長ねぎはさけの大きさに合わせて切る。たまねぎは薄めのくし形に切り，まいたけは石づきを除きほぐす。
④ さけで長ねぎを挟み天板に並べ，たまねぎとまいたけを散らし①の残り1/3をかけ，オリーブオイルをまわしかける。
⑤ オーブントースターで10分焼く。
⑥ 皿に盛り，ボイルして斜めに切ったアスパラガスを飾る。

● 途中で焦げそうな時はアルミホイルをかけて焼くとよいです。

E(kcal)	P(g)	F(g)	食塩(g)	プリン体(mg)
180	21.1	6.3	0.8	156

和風ハンバーグ

材料・分量（目安量）

鶏・ひき肉	40 g	かたくり粉	1 g
しめじ	10 g	油	1 g
こんにゃく	10 g	A｛しょうゆ	3 g
卵	5 g	砂糖	2 g
スキムミルク	10 g	だし汁	15 g
塩	0.6 g	さやえんどう	5 g
こしょう	(少々)	にんじん	5 g

作り方

① しめじ，こんにゃくは細かくみじん切りにする。
② ①と鶏肉，卵，スキムミルク，塩，こしょう，かたくり粉を入れ粘りが出るまでよく混ぜる。
③ ②を小判型にし，中央を少しくぼませる。
④ ③の両面を焼き，ふたをして弱火で中まで火を通す。
⑤ ④にAとせん切りにしたさやえんどう，にんじんを加えて味をからめる。

● しめじ，こんにゃくでエネルギーダウン。付け合わせで目先を変える工夫もできます。

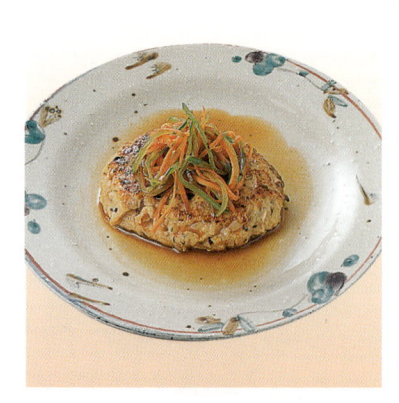

E(kcal)	P(g)	F(g)	食塩(g)	プリン体(mg)
139	13.1	5.0	1.3	53

たまごのグラタン

材料・分量（目安量）

卵	50 g	A	バター	6 g
塩	0.2 g		小麦粉	8 g
ブロッコリー	50 g		牛乳	100 g
じゃがいも	30 g		洋風だし	40 g
ボンレスハム	10 g	粉チーズ		1 g

作り方

① 卵はかたゆでにし殻をむき，縦2つに切り，さらに細かく切る。塩を振る。
② ブロッコリーはゆでて小房に分ける。じゃがいもは厚さ5mmに切ってゆでる。ハムは角切りにする。
③ Aでホワイトソースを作る。
④ グラタン皿に①②を入れ，③をかけて粉チーズを振る。
⑤ 200℃のオーブンに入れ8分ほどこげ目がつくまで焼く。

●ホワイトソースの代わりに牛乳とメルティーチーズをのせると短時間でできます。

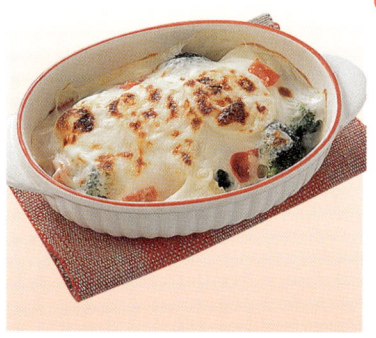

E(kcal)	P(g)	F(g)	食塩(g)	プリン体(mg)
275	15.6	14.9	1.2	43

刺し身3点盛り合わせ

材料・分量（目安量）

甘えび	30 g	青じそ		1枚
たい	20 g	わさび		(少々)
まぐろ（赤身）	20 g	しょうゆ		3 g
だいこん	20 g	べにたで		1 g
かいわれだいこん	5 g			

作り方

① 甘えびは皮をむき背わたを取る。たいは5枚おろしにし，そぎ切りにする。まぐろは2～3cmの角切りにする。
② だいこんはかつらむきにし，細く切り，冷水に放しぱりっとさせる。かいわれだいこんは根元をそろえ切っておく。
③ 皿にだいこんを盛り，青じそ，かいわれだいこんを添え，えび，たい，まぐろを形よく盛り合わせる。わさび，べにたでを添える。

●魚は好みでほかの白身に代えてもおいしいです。わさびは香りのよい本物で。

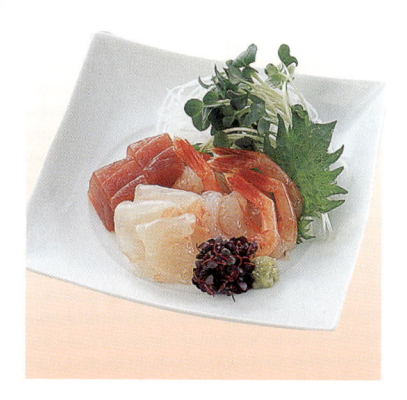

E(kcal)	P(g)	F(g)	食塩(g)	プリン体(mg)
97	16.1	2.6	0.7	74

ほたてがいのチーズ焼き

材料・分量（目安量）

ほたてがい（殻付き）	100 g	ケチャップ	3 g
メルティーチーズ	15 g	パセリ	(少々)

作り方

① ほたてがいは殻をよくこすり洗いする。
② ①をオーブンの天板に並べる。
③ 200℃の温度で5～10分焼き，ふたが開いたらチーズをのせさらに1分焼く。
④ 器に盛ってケチャップをかけ，パセリを散らす。

●チーズは少し溶ける程度に火を通します。レモンを添えてもよいです。

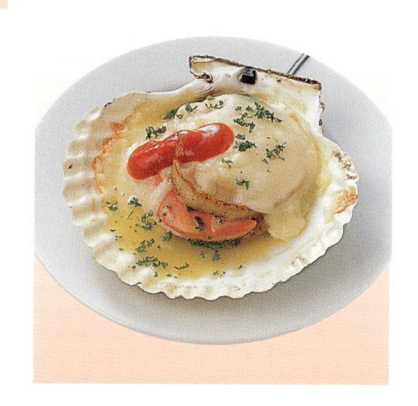

E(kcal)	P(g)	F(g)	食塩(g)	プリン体(mg)
126	17.0	4.8	1.3	78

組合せ料理例

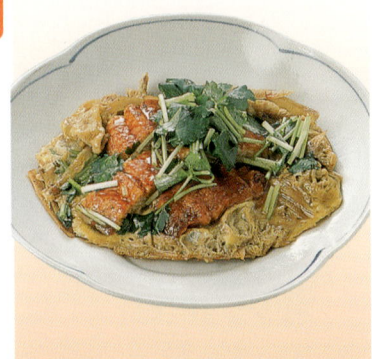

主菜

うなぎの柳川風

材料・分量（目安量）

卵	50 g	しょうゆ	5 g
うなぎのかば焼き	50 g	みりん	5 g
ごぼう	20 g	酒	9 g
みつば	5 g	粉さんしょう	（少々）
だし汁	50 g		

作り方

① うなぎは1.5～2cmの長さに切る。ごぼうはささがきにし，水にさらした後，水気をきる。みつばは2cmの長さに切る。
② 鍋にごぼうを入れ，うなぎをのせ，だし汁と調味料を加え煮立てる。溶いた卵をまわしかけ，火を止めてふたをし，蒸らす。
③ 器に盛り，みつばと粉さんしょうを振る。

● うなぎは焼いて香ばしく味付けします。卵を入れてから煮過ぎないよう，ふわふわ感を出します。

E(kcal)	P(g)	F(g)	食塩(g)	プリン体(mg)
263	18.7	15.7	1.6	48

ポークソテー

材料・分量（目安量）

豚肉（ロース）	80 g	たまねぎ	30 g
塩	0.4 g	マッシュルーム（生）	5 g
こしょう	（少々）	バター	3 g
にんじん	20 g	油	5 g
じゃがいも	20 g	ケチャップ	15 g
さやえんどう	15 g	無塩バター	1.5 g

作り方

① 角切りにしたにんじんとじゃがいも，さやえんどうを，塩を加えた湯でゆでておく。
② たまねぎはスライスしてバターで色づくまで炒め，さらにスライスしたマッシュルームを加えて炒めておく。
③ 豚肉に塩，こしょうをし，油で両面を焼く。
④ 皿に①を敷き，③の肉を盛り，②をのせる。肉を取り出した後の肉汁にケチャップとバターを入れて混ぜ，肉にかける。

● 豚肉は十分に火を通しましょう。

E(kcal)	P(g)	F(g)	食塩(g)	プリン体(mg)
299	18.5	18.3	1.0	80

ミニステーキ

材料・分量（目安量）

牛肉（ひれ）	70 g	赤ワイン	5 g
塩	0.4 g	じゃがいも	40 g
こしょう	（少々）	にんじん	30 g
にんにく	5 g	パセリ	（少々）
バター	3 g	バター	6 g
レモン汁	2 g	レモン	5 g

作り方

① バターとレモン汁を練り合わせ，ラップに包んで冷蔵する。
② 肉の筋を切り，軽くたたき，塩，こしょうをし，バターでにんにくの薄切りを炒めさらに肉を焼く。赤ワインをまわし入れ皿に盛る。
③ ②に拍木切りにし，ボイルしたじゃがいも，にんじんを付け合わせる。
④ バター，レモン（くし切り），パセリのみじん切りを添える。

● にんにくを炒め過ぎないように。肉はミディアムレア程度に焼きます。

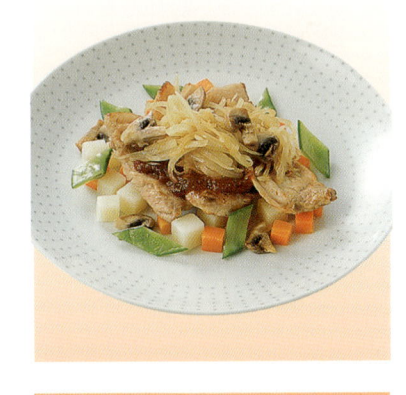

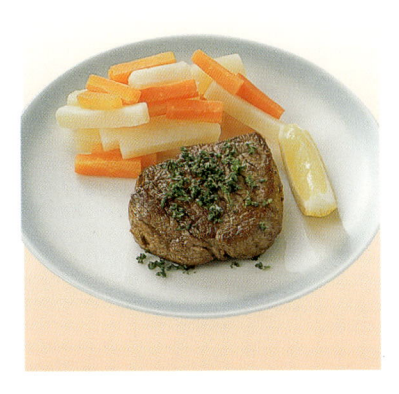

E(kcal)	P(g)	F(g)	食塩(g)	プリン体(mg)
252	16.1	14.3	0.7	69

高尿酸血症，痛風

ひじきのサラダ

材料・分量（目安量）

ひじき	5 g	A	油	2 g
きゅうり	20 g		しょうゆ	3 g
にんじん	10 g		酢	8 g
セロリー	15 g		だし汁	8 g
スライスチーズ	10 g			

作り方

① ひじきはたっぷりの水に漬け戻し，ざるに上げて水気をきり，ひたひたの水を加えて軟らかくなるまでゆでる。水気をきる。
② きゅうり，にんじん，セロリー，スライスチーズは同じ長さのせん切りにし，チーズ以外の野菜は水にさらす。
③ Aを混ぜ，①と②を和える。

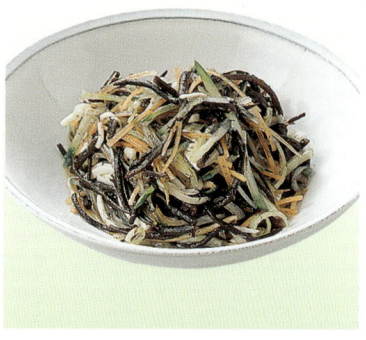

● 和風の食材を洋風で味わう一品です。ひじきは十分に戻してからゆでます。

E(kcal)	P(g)	F(g)	食塩(g)	プリン体(mg)
74	3.5	4.7	0.9	2

えのきとキャベツのおろし和え

材料・分量（目安量）

えのきたけ	50 g	だいこん	30 g
酒	2 g	酢	2 g
しょうゆ	2 g	塩	0.5 g
キャベツ	60 g		

作り方

① えのきたけは石づきを取り，2 cmの長さに切る。
② ①を小さめの耐熱容器に入れ，酒，しょうゆを加えて混ぜ，ラップをして電子レンジで1分加熱する。
③ キャベツはポリ袋に入れ，レンジで2分加熱し，取り出して2cmに切り，硬くしぼる。
④ 水気をきっただいこんおろしで①②を和え，酢と塩で味を付ける。

● だいこんおろしはしぼり過ぎないように。食べる直前に和えるのがポイントです。

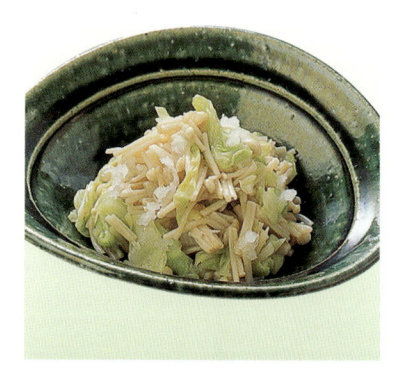

E(kcal)	P(g)	F(g)	食塩(g)	プリン体(mg)
35	2.4	0.3	0.8	26

ベーコンビーンズ

材料・分量（目安量）

白うずらまめ	20 g	バター	5 g
ホールトマト（缶詰）	80 g	塩	0.2 g
ベーコン	10 g	砂糖	3 g
たまねぎ	10 g	水	100 g
		固形コンソメ	0.3 g

作り方

① うずらまめは洗って約3倍量の水に漬け，一晩置いた後十分に軟らかく煮る。
② トマトはぶつ切りにし，ベーコンは1〜1.5 cmに切り，たまねぎはスライスしておく。
③ 鍋にバターを溶かし，②をさっと炒め①を加える。
④ ③に水，固形コンソメを入れ，塩，砂糖で味を付け，さらに，30〜40分弱火で煮る。

● まめはゆでるのに時間がかかるので水煮だいずに代えると手軽にできます。野菜は冷蔵庫の残りを利用して作れます。

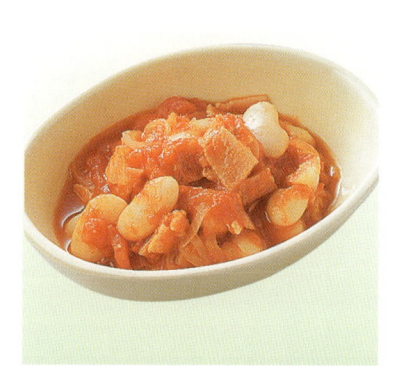

E(kcal)	P(g)	F(g)	食塩(g)	プリン体(mg)
176	6.1	8.6	1.2	41

副菜

組合せ料理例　133

組合せ料理例

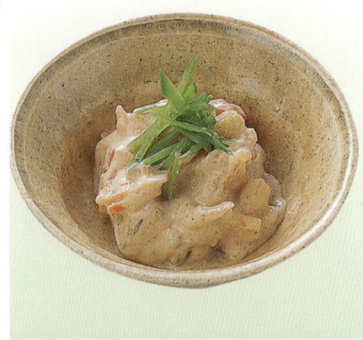

副菜

スキムミルク入り白和え

材料・分量（目安量）

木綿豆腐	40 g	A { にんじん	10 g	B { れんこん	15 g
いりごま	4.5 g	砂糖	0.4 g	米酢	4 g
砂糖	2.5 g	塩	(少々)	しょうゆ	0.8 g
塩	0.6 g	だし汁	40 g	だし汁	30 g
スキムミルク	10 g			さやえんどう	3 g
さつまいも	25 g				

作り方
① 豆腐は熱湯に入れ，布巾を敷いたざるに取り出し，80％まで水をきる。
② よくすったごまに①を加えなめらかにすり，砂糖，塩で味付けし，スキムミルクを加え，さっと火を通す。
③ さつまいもは細く切り，水にさらしてからさっと煮る。
④ Aのにんじんはせん切りにし，Bのれんこんは薄く切り，分量の調味料で煮る。
⑤ よく冷ましてから②で③④を和える。器に盛り，ボイルしてせん切りにしたさやえんどうを天盛りにする。
● 各々の材料を完全に冷やして，食べる直前に和えます。

E(kcal)	P(g)	F(g)	食塩(g)	プリン体(mg)
153	7.8	4.3	1.0	10

生揚げとなすの田舎煮

材料・分量（目安量）

生揚げ	20 g	赤みそ	8 g
なす	60 g	砂糖	10 g
赤とうがらし	(少々)	しょうゆ	10 g
油	6 g	長ねぎ	5 g

作り方
① なすのがくを取り縦2つに切って，皮の方に斜めに切り込みを入れさらに2～3つに切る。
② 薄い塩水に①を入れ10～15分置く。
③ 赤とうがらしは種を抜いて1mm位に切る。
④ 鍋に油を熱し，③を炒め，さらに水気をふいた②を入れ，強火で十分炒める。ひたひたの水と乱切りにした生揚げ，赤みそを加え，煮立ったら砂糖を加え，4～5分中火で煮る。
⑤ ④にしょうゆを加え，さらに煮込む。
⑥ 器に盛り天盛りに白髪ねぎを飾る。
● みそが入るので焦げつかないように火加減に注意しましょう。

E(kcal)	P(g)	F(g)	食塩(g)	プリン体(mg)
160	4.6	8.8	2.5	10

博多煮

材料・分量（目安量）

はくさい	80 g	すだち果汁	10 g
豚肉（もも，すき肉）	20 g	しょうゆ	3 g
だし汁	20 g		

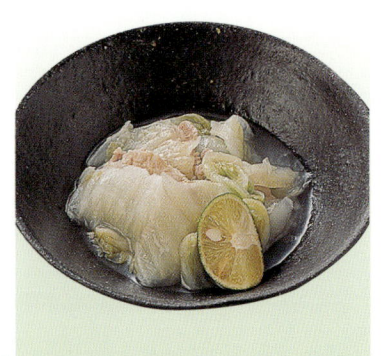

作り方
① はくさいは葉と芯の部分に分け，各々斜めそぎ切りにする。
② 豚肉は4～5cmに切る。
③ 鍋に①②を交互に重ね，だし汁を入れて煮る。
④ すだちとしょうゆを合わせたすだちしょうゆをかけていただく。
● はくさいと豚肉はキャベツ，ベーコンなどに代えてもおいしくできます。ポン酢でいただくのもよいです。

E(kcal)	P(g)	F(g)	食塩(g)	プリン体(mg)
46	5.3	1.3	0.5	24

高尿酸血症，痛風

フルーツ蒸しパン

材料・分量（目安量）

ホットケーキミックス	35 g
野菜ジュース	30 g
卵	5 g

作り方
① 材料を全部混ぜ合わせて，アルミカップに入れる。
② 蒸し器で約15分蒸す。

●小麦粉の代わりにホットケーキミックスを，牛乳の代わりに野菜ジュース（りんごジュースでもよい）を使った簡単な蒸しパンです。

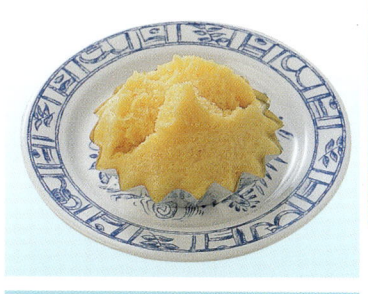

E(kcal)	P(g)	F(g)	食塩(g)	プリン体(mg)
144	3.5	2.0	0.4	—

クレープ

材料・分量（目安量）

小麦粉	13 g	溶かしバター	3 g
卵	10 g	オレンジマーマレード	5 g
牛乳	25 g	白ワイン	2 g

作り方
① よくふるった小麦粉に卵と牛乳を加えてだまにならないように混ぜる。
② ①に溶かしバターを加え，さらに混ぜる。
③ ②をフライパンで焼く。
④ マーマレードに白ワインを加えてのばしたもの（オレンジソース）を2つ折りにしたクレープに塗る。

●小麦粉の代わりにそば粉を使うとそばクレープに，またオレンジソースの代わりにりんごなど果物を挟んでもおいしくできます。

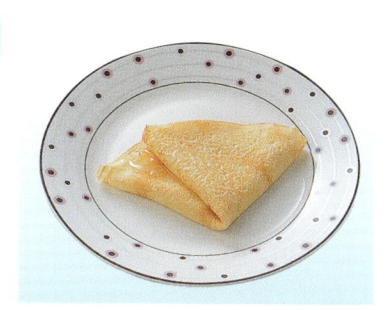

E(kcal)	P(g)	F(g)	食塩(g)	プリン体(mg)
116	3.1	4.6	0.1	Tr

黒ごまプリン

材料・分量（目安量）

粉寒天	0.3 g	黒ごまペースト	5 g
牛乳	65 g	生クリーム（植物性）	8 g
人工甘味料	10 g		

作り方
① 牛乳に人工甘味料を加え，60℃に温める。
② ①に粉寒天を入れ，沸騰させない程度に2～3分煮る。
③ 黒ごまペーストに②を徐々に加えてのばす。
④ ③に生クリームを入れ，冷やし固める。

●寒天は溶かすだけでは固まりません。必ず1～2分煮ましょう。牛乳の代わりに豆乳を使ってもおいしくできます。

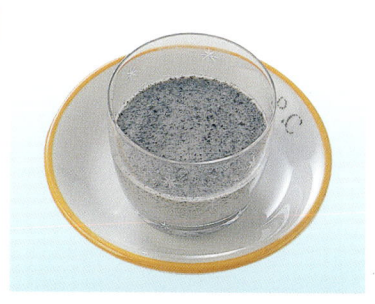

E(kcal)	P(g)	F(g)	食塩(g)	プリン体(mg)
133	3.7	8.3	0.1	—

かぼちゃのりんご煮

材料・分量（目安量）

かぼちゃ（西洋）	75 g	レモン汁	10 g	生クリーム（植物性）	10 g
りんご	40 g	ナツメグ	（少々）	砂糖	4 g
A バター	5 g	A 砂糖	12 g	ミント・葉	（少々）
白ワイン	30 g	水	30～50 g		

作り方
① かぼちゃは種を取り，厚めに皮をむき，薄切りにする。
② りんごは皮をむき，芯を取っていちょう切りにする。
③ ①②，Aを入れ，弱火で煮る。軟らかくなったら火から下ろして冷やす。
④ ③に泡立てた生クリーム（砂糖も一緒に泡立てる）を添え，ミントの葉を飾る。

●かぼちゃの代わりにさつまいもを，また，りんごをパイン（缶詰）に代えてもおいしくできます。煮過ぎに要注意。

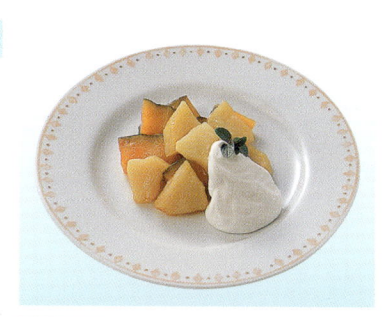

E(kcal)	P(g)	F(g)	食塩(g)	プリン体(mg)
252	2.3	8.3	0.2	Tr

デザート・間食

組合せ料理例

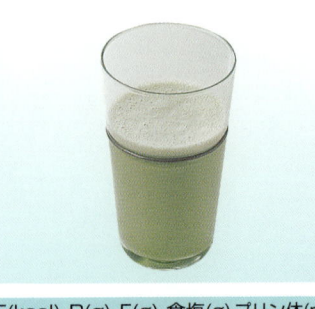

デザート・間食

グリーンセーキ

材料・分量（目安量）
牛乳	150 g	グラニュー糖	13 g
卵	25 g	抹茶	2 g

作り方
① 抹茶を少量の牛乳で溶く。
② ①と残りの牛乳，他の材料をミキサーにかける。
③ グラスに注ぐ。

●全部の材料を泡立て器で一度に混ぜてもできます。抹茶がだまにならないように注意しましょう。

E(kcal)	P(g)	F(g)	食塩(g)	プリン体(mg)
195	8.6	8.4	0.3	—

マシュマロ入りココア

材料・分量（目安量）
ココア	6 g	スキムミルク	16 g
砂糖	3 g	白湯	150 g
		マシュマロ	5 g

作り方
① ココアと砂糖を混ぜる。
② ①に白湯で溶いたスキムミルクを少しずつ加える。
③ ②を火にかけて温めながら手早くかき混ぜる。
④ 小さな泡が立ってきたらカップに注いでマシュマロをのせる。マシュマロが半分くらい溶けてきたら出来上がり。

●スキムミルクとマシュマロが甘いので砂糖は控え目に。

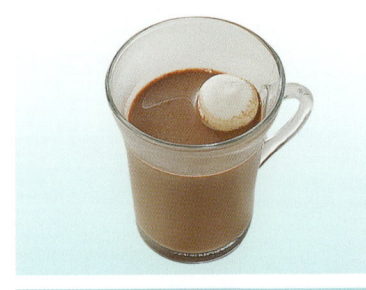

E(kcal)	P(g)	F(g)	食塩(g)	プリン体(mg)
102	6.7	1.5	0.2	—

インド風紅茶

材料・分量（目安量）
紅茶葉	2 g	カルダモン	1 g
白湯	130 g	牛乳	50 g

作り方
① 鍋に紅茶，白湯，カルダモンを入れ少し煮出す。
② ①に牛乳を加え熱くなったらこす。

●焦がさないように注意します。好みで砂糖を加えても。カルダモンの代わりにほかのハーブを嗜好に合わせて。

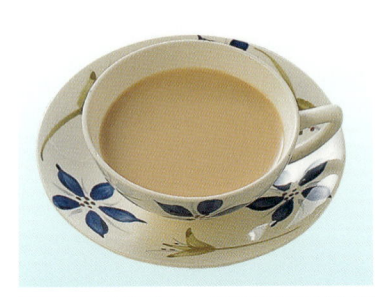

E(kcal)	P(g)	F(g)	食塩(g)	プリン体(mg)
40	2.1	2.0	0.1	—

オレンジ黒酢

材料・分量（目安量）
オレンジジュース	150 g
黒酢	10 g

作り方
① オレンジと黒酢を混ぜ合わせる。

●黒酢の代わりにバルサミコ酢でもおいしくいただけます。

E(kcal)	P(g)	F(g)	食塩(g)	プリン体(mg)
68	1.1	0.2	0.0	—

高尿酸血症，痛風

巻末資料

表1　エイコサペンタエン酸（EPA）を多く含む食品（n-3系多価不飽和脂肪酸）

食品名	100gあたり（g）	常用量	（目安量）（g）	含有量（g）
すじこ	2.1	1人前	30	0.6
くろまぐろ（とろ）	1.4	1人前	60	0.8
まいわし	1.2	中1尾	60	0.7
はまち（養殖）	0.98	1切	80	0.8
ぶり	0.94	1切	80	0.7
さんま	0.89	中1尾	120	1.1
身欠きにしん	0.76	中1枚	15	0.1
うなぎ蒲焼	0.75	1人前	80	0.6
このしろ	0.73	中1尾	30	0.2
まだい（養殖）	0.6	1切	80	0.5
はたはた	0.51	中1尾	20	0.1
まさば	0.5	1切	80	0.4
さわら	0.38	1切	80	0.3
さけ（しろさけ）	0.21	1切	80	0.2

表2　ドコサヘキサエン酸（DHA）を多く含む食品（n-3系多価不飽和脂肪酸）

食品名	100gあたり（g）	常用量	（目安量）（g）	含有量（g）
くろまぐろ（とろ）	3.2	1人前	60	1.9
すじこ	2.4	1人前	30	0.7
ぶり	1.7	1切	80	1.4
はまち（養殖）	1.7	1切	80	1.4
さんま	1.7	中1尾	120	2.0
うなぎ蒲焼	1.3	1人前	80	1.0
まいわし	1.3	中1尾	60	0.8
まだい（養殖）	0.89	1切	80	0.7
まさば	0.7	1切	80	0.6
身欠きにしん	0.59	中1枚	15	0.1

表3　α-リノレン酸を多く含む食品（n-3系多価不飽和脂肪酸）

食品名	100gあたり（g）	常用量	（目安量）（g）	含有量（g）
くるみ	9.0	むきくるみ1/4カップ	20	1.8
なたね（キャノーラ）油	7.5	大さじ1杯	13	1.0
調合サラダ油	6.8	大さじ1杯	13	0.9
大豆油	6.1	大さじ1杯	13	0.8
油揚げ	2.2	1/2枚	10	0.2
凍り豆腐	2.1	1/2個	10	0.2
だいず（乾）	1.8	1/5カップ	30	0.5
ソフトマーガリン	1.1	大さじ1杯	13	0.1

表1～3：「五訂増補日本食品標準成分表脂肪酸成分表編」より

表4　加工食品と食塩含有量

食品名	100gあたり(g)	常用量　（目安量）(g)		含有量(g)
うずら卵水煮缶詰	0.5	1個	10	0.05
ピータン	2.0	1個	40	0.8
卵豆腐	0.9	1個	45	0.4
カッテージチーズ	1.0	大さじ1杯	10	0.1
カマンベールチーズ	2.0	1個	30	0.6
クリームチーズ	0.7	1/8箱	25	0.2
プロセスチーズ	2.8	1枚	20	0.6
コンビーフ缶詰	1.8	1/4缶	25	0.5
ロースハム	2.5	1枚	20	0.5
ベーコン	2.0	1枚	20	0.4
ウィンナーソーセージ	1.9	中1本	20	0.4
焼き豚	2.4	1枚	15	0.4
あじの開き干し	1.7	1枚	60	1.0
いかなごのつくだ煮	5.6	1人前	20	1.1
丸干し（うるめいわし）	5.8	1個	15	0.9
しらす干し（半乾燥）	6.6	大さじ1杯	5	0.3
うなぎ蒲焼	1.3	1人前	80	1.0
かつお角煮	3.8	1人前	25	1.0
かつお味付けフレーク	1.7	1人前	20	0.3
キャビア	4.1	1人前	5	0.2
イクラ	2.3	1人前	30	0.7
さんまみりん干し	3.6	1枚	30	1.1
かずのこ（乾）	3.6	中1腹	20	0.7
まぐろ油漬けフレークライト	0.9	1人前	20	0.2
あさり水煮缶	1.0	むき身10個	30	0.3
ずわいがに水煮缶	1.7	小1缶	80	1.4
練りうに	7.1	大さじ1杯	15	1.1
かに風味かまぼこ	2.2	1本	15	0.3
蒸しかまぼこ	2.5	1cm1切れ	15	0.4
焼きかまぼこ	2.4	1cm1切れ	15	0.4
焼き竹輪	2.1	1/2本	30	0.6
つみれ	1.4	1個	20	0.3
はんぺん	1.5	小1/2枚	30	0.5
さつま揚げ	1.9	平天1枚	70	1.3
魚肉ソーセージ	2.1	1本	40	0.8

「五訂増補日本食品標準成分表」より

料理さくいん (デ間⇒デザート・間食を示す)

ごはん・パン・めん類（穀類）

■ごはん類
油揚げ入り炊き込みごはん 主食　48
オムライス 主食　48
カルシウムごはん 主食　94
カレーピラフ 主食　48
グリンピースごはん 主食　95
雑炊 主食　41
だいこん入り炊き込みごはん 主食
　　　　94
鶏肉の炊き込みごはん 主食　128
パエリア 主食　128
ひじきごはん 主食　95
まぐろ丼 主食　37
洋風ビビンバ 主食　128

■パン類
オープンサンド 主食　95
チーズトースト 主食　124
フレンチトースト 主食　40

■めん類
納豆スパゲッティ 主食　78
鍋焼きうどん 主食　32
冷やし中華 主食　49
そうめんのみそ汁 汁　120

■その他
オートミール 主食　94
バナナのコーンフレーク 主食　90

いも類

■さつまいも・さといも
ふかしいも デ間　41, 83
さといもの含め煮 副菜　40

■じゃがいも
じゃがいもとたまねぎのみそ汁 汁
　　　　36
じゃがいもとたまごのサラダ 副菜
　　　　116
ポテトのカレーソテー 副菜　121
マセドアンサラダ 副菜　124

■やものいも
ながいもとりんごの酢の物 副菜　58
ながいも短冊 副菜　45
やまいもとオクラのサラダ 副菜　87

■こんにゃく・はるさめ
たぬき汁 汁　129
はるさめスープ 汁　90
こんにゃくのいり煮 副菜　116
竹輪とこんにゃくのいり煮 副菜
　　　　125

豆・大豆製品

■だいず
納豆スパゲッティ 主食　78
だいこんと油揚げのみそ汁 汁　32
豆腐と根菜の薄くず仕立て 汁　56
豆腐とわかめのみそ汁 汁　74
トマトと豆腐のスープ 汁　129
えびと豆腐のうま煮 主菜　32
金銀豆腐 主菜　125
だいずとひじきのいり煮 主菜　44
豆腐とにらの炒め物 主菜　54
豆腐のあんかけ 主菜　54
豆腐のかき玉あんかけ 主菜　91
豆腐のパネソテー 主菜　54
なめたけ納豆 主菜　99
麻婆豆腐 主菜　54
湯豆腐 主菜　54
五目いり煮 副菜　60
スキムミルク入り白和え 副菜　134
豆腐とアスパラガスのサラダ 副菜
　　　　36
生揚げとなすの田舎煮 副菜　134
ひじきの白和え 副菜　100

■その他
豆サラダ 主菜　90
ベーコンビーンズ 副菜　133

野菜類

■アスパラガス
アスパラガスのごま和え 副菜　29
セロリとアスパラガスのしょうが
　酢和え 副菜　103
豆腐とアスパラガスのサラダ 副菜
　　　　36

■オクラ
オクラと切干しだいこんの酢の物
　副菜　100
オクラのお浸し 副菜　40
やまいもとオクラのサラダ 副菜　87

■かぶ
かぶのみそ汁 汁　96

さわらのかぶら蒸し 主菜　98
鶏肉のかぶら蒸し 主菜　50
かぶの即席漬 副菜　58

■かぼちゃ
かぼちゃのポタージュ 汁　56
かぼちゃのみそ汁 汁　116
かぼちゃのきんぴら 副菜　91
かぼちゃのバター炒め 副菜　57
かぼちゃのりんご煮 デ間　135

■カリフラワー
カリフラワーのサラダ 副菜　101
カリフラワーの酢の物 副菜　121

■キャベツ
キャベツのスープ煮 汁　40
ロールキャベツ 主菜　50
えのきとキャベツのおろし和え
　副菜　133
キャベツとマカロニのソテー 副菜
　　　　116
キャベツの香り漬 副菜　45
春キャベツサラダ 副菜　74

■きゅうり・ごぼう
きゅうりとわかめの酢の物 副菜　82
きんぴらごぼう 副菜　101
きんぴら煮 副菜　117
ごぼうの甘酢漬 副菜　75

■こまつな
あさりとこまつなの炒め物 主菜　99
こまつなのごま浸し 副菜　44
こまつなの磯和え 副菜　59

■しゅんぎく
しゅんぎくとしめじのお浸し 副菜
　　　　59
しゅんぎくのお浸し 副菜　125
しゅんぎくのごま和え 副菜　83

■だいこん
だいこんと油揚げのみそ汁 汁　32
オクラと切干しだいこんの酢の物
　副菜　100
切干しだいこんの煮物 副菜　82
だいこんのいり煮 副菜　120
ひじきとしらすのおろし和え 副菜
　　　　37

■たまねぎ・チンゲンサイ
じゃがいもとたまねぎのみそ汁 汁
……………………………………36
チンゲンサイのソテー 副菜 ……60

■トマト
トマトと豆腐のスープ 汁 ………129
牛肉のトマト煮 主菜 ………36
トマトとピーマンのオムレツ 主菜
……………………………………78
トマトと豚肉のマリネ 主菜 …98
鶏肉のトマト煮 主菜 ………74
冷やしトマト 副菜 ……………32

■なす
なすとえのきのみそ汁 汁 ………83
なすのみそ汁 汁 ………………44
なすとほうれんそうのごま和え
副菜 ……………………………60
生揚げとなすの田舎煮 副菜 …134

■菜の花・にら
菜の花のお吸い物 汁 ……………37
菜の花のからし酢和え 副菜 …74
豆腐とにらの炒め物 主菜 ………54
にらたまとじ 主菜 ……………53

■はくさい・ピーマン
博多煮 副菜 ……………………134
はくさいちりめんサラダ 副菜…124
トマトとピーマンのオムレツ 主菜
……………………………………79
レバーとピーマンの炒め煮 主菜 49
ピーマンのきんぴら 副菜 ………32

■ほうれんそう
かきとほうれんそうのグラタン
主菜 ……………………………86
なすとほうれんそうのごま和え
副菜 ……………………………60
ほうれんそうとえのきの和え物
副菜 ……………………………36
ほうれんそうのお浸し 副菜 …28

■野菜全般・その他
具だくさん汁 汁 ………………79
ザーサイのスープ 汁 …………129
中華風スープ 汁 ………………96
とうがんのくず汁 汁 …………129
豆腐と根菜の薄くず仕立て 汁 …56
のっぺい汁 汁 …………………96
しゃぶしゃぶ風水炊き 主菜 …87
夏野菜のキッシュ 主菜 ………99

八宝菜 主菜 ……………………51
ハムと野菜の炒め物 主菜 ……82
豚肉の野菜巻き 主菜 …………49
豆サラダ 主菜 …………………90
蒸し豚と野菜のごまみそかけ 主菜
……………………………………45
野菜ソテー 主菜 ………………120
寄せ鍋 主菜 ……………………41
温野菜のごまドレッシング和え
副菜 ……………………………102
グリーンサラダ 副菜 …………28
ゴーヤサラダ 副菜 ……………103
五目いり煮 副菜 ………………60
根菜のいり煮 副菜 ……………28
ささ身と野菜のサラダ 副菜 …103
さやいんげんのごま和え 副菜 …44
スキムミルク入り白和え 副菜 134
たけのこの煮物 副菜 …………100
中華風炒め 副菜 ………………75
とうがんのそぼろ煮 副菜 ……33
なます 副菜 ……………………57
拌三絲（ばんさんすう） 副菜 …29
含め煮 副菜 ……………………57
ブロッコリーサラダ 副菜 ……58
マセドアンサラダ 副菜 ………124
松の実サラダ 副菜 ……………86
みつばのお浸し 副菜 …………116
れんこんサラダ 副菜 …………78
れんこんのごま酢和え 副菜 …101
若竹煮 副菜 ……………………37
わけぎのぬた 副菜 ……………33

果実類

バナナのコーンフレーク 主食 …90
カッテージチーズのフルーツ和え
副菜 ……………………………82
ながいもとりんごの酢の物
副菜 ……………………………58
オレンジ黒酢 デ間 ……………136
かぼちゃのりんご煮 デ間 ……135
バナナとキウイのヨーグルト和え
デ間 ……………………………40
フルーツポンチ デ間 …………121
フルーツヨーグルト デ間 ……79
フルーツ寒天ゼリー デ間 ……87
ヨーグルトバナナセーキ デ間 …104
りんご一口パイ デ間 …………104
レモンカップゼリー デ間 ……125

きのこ・海藻類

■きのこ類
なすとえのきのみそ汁 汁 ………83
なめこのみそ汁 汁 ……………28
なめたけ納豆 主菜 ……………99
えのきとキャベツのおろし和え
副菜 ……………………………133
きのことこんにゃくのピリ辛炒め
副菜 ……………………………102
しいたけとひじきの煮物 副菜 …79
しゅんぎくとしめじのお浸し 副菜
……………………………………59
ほうれんそうとえのきの和え物
副菜 ……………………………36

■海藻類
ひじきごはん 主食 ……………95
豆腐とわかめのみそ汁 汁 ……74
だいずとひじきのいり煮 主菜 …44
海藻サラダ 副菜 ………………102
きゅうりとわかめの酢の物 副菜 82
しいたけとひじきの煮物 副菜 …79
ひじきとしらすのおろし和え 副菜
……………………………………37
ひじきのサラダ 副菜 …………133
ひじきの白和え 副菜 …………100
ひじきの梅肉和え 副菜 ………59

魚介類

■あさり
あさりのチャウダー 汁 ………56
あさりのみそ汁 汁 ……………56
あさりとこまつなの炒め物 主菜 99
あさりのからしみそ和え 副菜…117

■あじ
あじのオーブン焼き 主菜 ……79
あじの塩焼き 主菜 ……………28
あじの酢煮 主菜 ………………52

■さけ
さけのホイル焼き 主菜 ………33
さけの焼き南蛮 主菜 …………82
さけのムニエル 主菜 …………51
さけとねぎの重ね焼き 主菜 …130

■さば・さわら
さばの塩焼き 主菜 ……………86
さわらのかぶら蒸し 主菜 ……98
さわらの照り焼き 主菜 ………117

料理さくいん 141

■ぶり
- ぶりだいこん 主菜 …………… 97
- ぶりの照り焼き 主菜 …………… 51

■魚介類全般・その他
- まぐろ丼 主食 …………… 37
- パエリア 主食 …………… 128
- いわしのハンバーグ 主菜 …… 98
- うなぎの柳川風 主菜 …………… 132
- えびと豆腐のうま煮 主菜 …… 32
- かきとほうれんそうのグラタン 主菜 …………… 86
- かつおのたたき 主菜 …………… 75
- かに玉 主菜 …………… 54
- 刺し身3点盛り合わせ 主菜 …… 131
- たらのシチュー 主菜 …………… 52
- 八宝菜 主菜 …………… 51
- ひらめのホイル焼き 主菜 …… 120
- ほたてがいのチーズ焼き 主菜 … 131
- まぐろといかの刺し身 主菜 …… 52
- 寄せ鍋 主菜 …………… 41
- わかさぎの南蛮漬 主菜 …… 44
- 竹輪とこんにゃくのいり煮 副菜 …………… 125

肉類

■牛肉
- 牛肉の中華風炒め 主菜 …… 90
- 牛肉のトマト煮 主菜 …………… 36
- ミニステーキ 主菜 …………… 132
- ロールキャベツ 主菜 …………… 50

■鶏肉
- 鶏肉の炊き込みごはん 主食 …… 128
- 鶏肉のオレンジソース煮 主菜 … 130
- 鶏肉のかぶら蒸し 主菜 …… 50
- 鶏肉のカレー焼き 主菜 …… 97
- 鶏肉のトマト煮 主菜 …………… 74
- 鶏肉の幽庵焼き 主菜 …………… 121
- 蒸し鶏ごまだれ 主菜 …………… 40
- 焼きつくねのしそ風味 主菜 …… 97
- 焼き鳥 主菜 …………… 116
- レバーとピーマンの炒め煮 主菜 … 49
- 和風ハンバーグ 主菜 …………… 130
- ささ身と野菜のサラダ 副菜 …… 103

■豚肉
- しゃぶしゃぶ風水炊き 主菜 …… 87
- トマトと豚肉のマリネ 主菜 …… 98
- 豚肉のかいわれマリネ 主菜 …… 50
- 豚肉のきのこソース 主菜 …… 124
- 豚肉のしょうが焼き 主菜 …… 83
- 豚肉のピリ辛炒め 主菜 …………… 29
- 豚肉の野菜巻き 主菜 …………… 49
- 蒸し豚と野菜のごまみそかけ 主菜 …………… 45
- ポークソテー 主菜 …………… 132
- 博多煮 副菜 …………… 134

卵類
- オムライス 主食 …………… 48
- 厚焼きたまご 主菜 …………… 36
- うなぎの柳川風 主菜 …………… 132
- オムレツ 主菜 …………… 53
- かに玉 主菜 …………… 54
- スクランブルエッグ 主菜 …… 53
- だし巻きたまごおろし添え 主菜 …………… 116
- たまごとじ 主菜 …………… 74
- たまごのグラタン 主菜 …… 131
- 茶碗蒸し 主菜 …………… 44
- トマトとピーマンのオムレツ 主菜 …………… 78
- 夏野菜のキッシュ 主菜 …… 99
- にらたまとじ 主菜 …………… 53
- 目玉焼き 主菜 …………… 28
- じゃがいもとたまごのサラダ 副菜 …………… 116

牛乳・乳製品
- コーンスープ 汁 …………… 96
- ミルクスープ 汁 …………… 78
- カッテージチーズのフルーツ和え 副菜 …………… 82
- グリーンセーキ デ間 …………… 136
- 黒ごまプリン デ間 …………… 135
- ココアミルクくず湯 デ間 …… 104
- バナナとキウイのヨーグルト和え デ間 …………… 40
- フルーツヨーグルト デ間 …… 79
- ヨーグルトきな粉がけ デ間 …… 75
- ヨーグルトバナナセーキ デ間 … 104

菓子類・その他
- インド風紅茶 デ間 …………… 136
- クレープ デ間 …………… 135
- はちみつレモンゼリー デ間 …… 104
- フルーツ蒸しパン デ間 …………… 135
- マシュマロ入りココア デ間 …… 136

著者（執筆順）
田中　明　　女子栄養大学教授
成川　輝明　　近畿大学准教授
岩本　珠美　　県立広島大学准教授
熊代千鶴恵　　大阪樟蔭女子大学准教授

編者は巻頭に掲載してあります。

料理制作

松田　康子　　女子栄養大学准教授
駒場千佳子　　女子栄養大学助教
千葉　宏子　　女子栄養大学助教
竹田千賀子　　女子栄養大学生涯学習センター講師
指田　夏美　　女子栄養大学助手
池　亜沙子　　女子栄養大学助手

料理撮影

川上　隆二

スタイリスト

丸山かつよ

中島寿奈美　（アシスタント）

デザイン・レイアウト・ＤＴＰ制作
さくら工芸社

栄養食事療法シリーズ 8
成人期の疾患と栄養食事療法

2009年（平成21年）3月10日　初版発行

編　者　渡邉早苗
　　　　寺本房子　ほか

発行者　筑紫恒男

発行所　株式会社 建帛社
　　　　KENPAKUSHA

〒112-0011　東京都文京区千石4丁目2番15号
TEL（03）3944-2611
FAX（03）3946-4377
http://www.kenpakusha.co.jp/

ISBN 978-4-7679-6137-8 C3047　　亜細亜印刷／常川製本
Ⓒ渡邉，寺本ほか，2009.　　　　　　　Printed in Japan

本書の複製権・翻訳権・上映権・公衆送信権等は株式会社建帛社が保有します。
JCLS 〈㈱〉日本著作出版権管理システム委託出版物
本書の無断複写は著作権法上での例外を除き禁じられています。複写される場合は，㈱日本著作出版権管理システム（03-3817-5670）の許諾を得てください。